薬もサプリも、もう要らない！

最強免疫力の愛情ホルモン「オキシトシン」は自分で増やせる!!

理学博士・ノートルダム清心女子大学名誉教授
保江邦夫
＋
医学博士・統合医療クリニック徳院長
高橋　徳

明窓出版

はじめに

高橋　徳

私は、関西の病院で消化器外科を10年間専攻した後、米国のミシガン大学、デューク大学、ウイスコンシン医科大学などで基礎医学の研究に勤《いそ》しんできました。

7年前に帰国し、今は、新しいタイプのクリニック（クリニック徳）を名古屋で運営しています。

そのクリニックとは、『東洋医学』と『西洋医学』を合体させるという新しい試みだけでなく、『こころ』と『からだ』を同時にケアするという、私が思う『理想の医療（統合医療）』です。

また、特に最近の15年間は、「愛のホルモン　オキシトシン」の研究に没頭しています。

オキシトシンとは、主に女性の妊娠・出産時に大量に分泌されるホルモンで、陣痛が強くなればなるほど、脳内にたくさんの量が分泌されます。

そして、ここが重要なポイントなのですが、母親の血液に入ったオキシトシンは、血液を通して胎児にも伝わり、その作用で親子の愛情の絆が深まるのです。
そして、親子の間のみならず、ハグなどで人とふれあったり、気持ちいいと感じているときなどにも非常に多く分泌されることから、「愛のホルモン」とも呼ばれています。

さて、私が数年前から敬愛している保江邦夫先生は、理論物理学者なのに「見えない世界」にも精通している不思議な人です。たくさんのご著書がありますが、その内容がまぁ、ぶっとんでいます。

『自分の魂を開放し、相手の魂を包み込み、ひたすら相手を愛すること。それが合気(愛魂《あいき》)だ。UFOが飛ぶ原理も、愛魂の原理も、同じ愛だった』(『愛の宇宙方程式』より)

『神と一体になる秘法(神人合一《しんじんごういつ》)は武道の世界を超えて人類の魂を救い、人々を生き生きと活かすための普遍的英知である』(『合気眞髄―愛魂、舞祈、神人合一という秘法』より)

『連鎖調和から生まれる願いがかなう世界。時空を超えた調和のあるいい世界。僕らは今、

その裂け目の真っただ中にいる』(『予定調和から連鎖調和へ』より)

『湯川秀樹博士が提唱した素領域理論、それはニュートン以来の物理学を根底から問い直す壮大なものだ。質点など領域のない点を中心に展開してきたこれまでの物理学に、素領域という概念を持ち込み、そこから物理学を組み替える』(『神の物理学―甦る素領域理論』より)

私はこんな内容にいたく感動しながら、保江先生の本を片っ端から読み漁ってきました。そして、「いつかお会いできたらいいな」と思い続けてきました。

そんな夢が叶ったのが、まさに本書、保江先生との対談本です！

初対面のその日は、編集者の小笠原英晃さんからのご縁つなぎで、保江先生が私のクリニックを訪れてくださいました。

いざ対談が始まると、保江先生がまっ先にこんな話を切り出されました。

ある朝、保江先生は恐ろしい夢を見たそうです。

顎《あご》に「できもの」ができて、行った病院で「放っておけば治る」と医者にいわれたのですが、不思議なことに、病院の景色やその医者の体形だけは見えるのに、医者の顔だけが見えなかったというのです。

外でバッタリ出会った元東大医学部教授の矢作《やはぎ》直樹先生にそれを見せたら、飛び上がって後ずさりし、とんでもないことをいわれたのでした。

『それは、「ファブリオオキシトシン」という寄生虫の卵で、それが孵化して成虫になって体内中を這いずり回ったら、死んだほうがましなくらい苦しめられることになる。すぐに手術したほうがいい!』と。

それを聞いた保江先生は動揺し、『すぐに手術のアポを取ろう!』と決意したところで目が覚めたのでした。

詳しい経緯は本文をお読みいただくとして、夢を見た日の午後、保江先生は小笠原さんからある本をプレゼントされたそうです。

さっそくその本をペラペラとめくると、あちこちに「オキシトシン」の文字がちらほら。なんとその本は、私が1年前に書いた『永遠の生命を手に入れる方法』だったのです。

怖い夢のおかげで、保江先生の脳裏に強烈な印象を残していた「ファブリオオキシトシントシン」という言葉でしたが、この「オキシトシン」のことに違いないと確信したといいます。

その後、私は保江先生とお会いすることになったわけですが、お話しいただいた夢の中で、『放っておけば治る』と告げた医者が、この私だったことに気づかれました。

そのとき顔が見えなかったのは、まだ本人に会ったことがなかったからだったと保江先生も納得でした。

『そんな病気、放っておけば治る』という言葉は、確かに私が常日頃、患者さんによくいうセリフです。

こんなわけで、あれほど会いたいと恋い焦がれていた保江先生に、私はすでに彼の夢の中で出会っていたのでした‼

保江先生の夢がきっかけとなり、小笠原さんがご縁をつないでくださったおかげで、今回の対談が決まりました。

この対談では、私的には、従来の宗教が説いてきた愛と思いやりの精神を、大脳生理学の視点から捉えてみました。

社会生活を神経生物学的見地から見るということは、いかにすれば積極的に対人関係を築けるかということについてのよいヒントにもなります。

また、宗教的・神秘的な愛の感覚と「オキシトシン」の関連についても詳しく述べてあります。

そして、本書で保江先生が提唱されている「愛の戦士」が日本中に増えることで、まさに愛のオキシトシン革命が巻き起こることでしょう。

令和2年5月13日

高橋　徳

薬もサプリも、もう要らない！
最強免疫力の愛情ホルモン「オキシトシン」は自分で増やせる!!

パート2　精神性の高いドキュメンタリー映画と神さまからの伝言

パート3　神さまと共鳴して魂の進化を促すオキシトシン

パート4 愛情ホルモンは「思いやり」と「ふれあい」であふれ出る

パート5　これからは天賦の才を活かす「オタク」の時代
〈対談・後半〉　保江邦夫×高橋　徳

パート6　愛と調和のオキシトシン社会をつくるために

Part 1

〈対談・前半〉 保江邦夫×高橋 徳

愛のオキシトシンパワー

出会う前に不思議な夢に出てきていた「ドクター徳」

保江邦夫（敬称略／以下、保江）　今日は高橋　徳先生にいろいろとお聞きしたいことがあって、楽しみにやってきました。

まず、徳先生のことを知った経緯についてお話しする前に、つい先日あった話からさせていただきます。

実は今年（令和2年）の1月から風邪をこじらせてしまって、先週末、つまり3月21日くらいまで軽い肺炎になって寝込んでいました。

近所のかかりつけの医師に診断をその都度お願いしたのですが、毎回体温が35度6分程度ということで新型コロナウィルスはおろか、インフルエンザによる肺炎ですらないということで、疲れを癒すのが一番だとのこと。

それでも講演会の予定が入っていたので、講演会に出てはまた寝込むということをくり返していたのですが、それが今日の対談日の前に急速に回復して、こうして無事、名古屋まで来られました。

それで今、初めて、徳先生とお目にかかっていますが……なんだか初めての感じがしないんですね。

実は、去年の7月3日に不思議な夢を見まして、その中で徳先生らしき人物に診察していただいているんです（笑）。

ことのいきさつについては、僕の本『人生がまるっと上手くいく英雄の法則』（明窓出版）の中でも書かせていただいたのですが、いつも寝るのが夜中の2時頃で朝起きるのが10時頃という僕なのに、その日に限って、早朝6時に目が覚めました。


というのは、とても怖い夢を見たからなのです。その夢は、起きてからも現実との区別がつきにくかったほどクリアで、今でさえ、はっきり覚えています。

それは、数日前から顎にできていたおできを、病院に行って診てもらうというシーンから始まりました。

おできは実際に顎にできていて、髭を剃るときについつい刃を当ててしまい、流血したりして、ずっと気になっていたのです。

夢に出てきたお医者さんの顔ははっきり見えなかったのですが、ふくよかな体形をしていて、僕のおできを診て、

「こんなの放っときゃいいですよ。2週間もすれば治りますから」と笑いながらいってくれたんです。内心、おかしな病気ではと不安になっていた僕は、ホッとして薬ももらわずに病院を出ました。

てくてく歩いて帰ろうとする道すがら、向こうから友人の矢作直樹先生が歩いてきたので、

「おお、久しぶり」と声をかけました。矢作先生が、

「お元気でしたか？」と聞いてきたので、これは矢作先生にセカンドオピニオンをもらおうと思って、

「いや、実は今そこの病院でこの顎のおできを診てもらったら、『2週間もすれば消えるから放っときゃいい』といわれたんだけど、どう思う？」と尋ねました。

すると、矢作先生はこちらがびっくりするほどのオーバーアクションで後ずさりしながら、

「こ、これは大変です！　そ、そ、それは『ファブリオオキシトシトシン』です」といったのです。僕はあわてて、

「え、何それ？　説明してよ」とお願いしました。矢作先生が、

「それは寄生虫の卵で、やがて幼虫になったら身体の中を動き回って、肉や血管を食いちぎっていくんです。そのときの痛みは、悶絶するほどの激しさらしいですよ」というので、僕は恐

怖で顔が真っ青になりました。

「どうすればいい!?」と聞いたら、

「切開して卵のうちに取り出すしかありません」というので、

「じゃあ、すぐに手術をやってくれ」と頼んだら、

「いや、その手術は難しくて、もう僕は何年もメスは握ってないので」と断られてしまったんです。

その代わり、東大医学部時代のお弟子さんにあたるマサ先生に頼んでみればと薦められました。

マサ先生は、近々僕の事務所にポールダンスを見に来ることになっていました。ちなみに、事務所には練習用のポールが設置してあって、知人のポールダンサーの女性たちがレッスンできるようになっています。そのレッスンの成果をお披露目してくれることになっていたので、マサ先生にも声をかけたら二つ返事で来ることになりました。

でも、もうポールダンスどころじゃないので、一刻も早くマサ先生に電話をして、アポを取ろうと決心した……そこで、夢から目が覚めたわけです。

頭の中には、「ファブリオオキシトシトシン」という言葉がこびりついていました。もう、怖

くて、すぐにMacを開いて検索したところ、どれも英語の専門用語で書かれた医学的な説明ばかりでよくわからない。

ますます怖くなって焦りつつも、なんとか日本語のサイトを見つけて説明を読んでみたら、どうやらそれは、「ファブリオオキシトシン」ではなく、「ファブリオオキシトシン」が正しいようで、陣痛促進剤の一種でした。

「えっ、陣痛促進剤?」と思ったけれど、寄生虫の話はどこにも書いていなかったので、とりあえずホッと一安心でした。

けれども、なぜ陣痛促進剤が夢の中に出てきたのかさっぱりわからなかった、それが、朝6時過ぎの話です。

その日の午後1時から、編集者の小笠原さんが別件で打ち合わせに来ることになっていたのですが、僕の事務所にやってきた彼は、

「保江先生、この先生、この著者さんはご存知ですか?」といいながら、1冊の本を手渡してくれました。

なんとそれが、徳先生のサイン入りのご著書(オンデマンド『永遠の生命を手に入れる方法』)だったのです。

開口一番、彼が説明してくれたのは、先月、徳先生とお会いしたときに近々僕と会うという話をしたら、「じゃあ、この本をぜひ保江先生に謹呈してください」といって本を託された、ということでした。

手渡された本をめくってみたら、「オキシトシン」というワードが羅列してあったので、「えっ?」とびっくりしました。

「このオキシトシンて、陣痛促進剤のことでしょ」と聞くと、

「よくご存知ですね」と。そこで、僕が、

「いや、今朝方、こんな夢を見たんだよ」と話したら、彼は、

「えっー!? それは予知夢のようですね」と、とても驚いていました。

それで、今日初めて徳先生のクリニックに来てみたら、途中の道やビルの入口の風景が、確かに去年、僕が夢で見たものと同じだったんです。

そして、実際に先生にお目にかかったら、夢で見たときの輪郭とそっくりなので、すごく納得がいきました（笑）。

おできは、先生のお見立てどおり、その夢を見てから2週間くらい経ったら自然に消えたのですが、あの夢は、まさにオキシトシンというキーワードを僕にはっきりと知らしめる夢だった

のです。

お座敷遊びがオキシトシンを出して「英雄スイッチ」をオンにする

高橋　徳（敬称略／以下、高橋）　ほぉー。オキシトシンという言葉を、そのとき初めて知られたわけですか⁉

一度夢に出てきただけで、よくオキシトシンという言葉を覚えられましたね。

保江　そうなんです。夢を見ている最中《さなか》に目が覚めたのですが、それがあまりにもリアルでした。

しかも、矢作先生にすごいリアクションで寄生虫の卵かもしれないと脅されていたので、すぐに「ファブリオオキシトシトシン」で検索したわけです。

もし矢作先生にあそこまで脅されていなかったら、それも覚えていなかったかもしれません（笑）。

高橋　先生が夢で見られたように、確かに私はふだんから患者さんに、「それくらいなら放っときゃいいですよ」とか「すぐによくなりますから」としょっちゅういっているんですよ（笑）。

保江　ちょうどその頃、僕は「英雄スイッチ」をテーマにした本を書こうとしていたのですが、夢のおかげでオキシトシンも英雄スイッチをオンにしてくれるのではないかと気づいたので、今の夢の話をその本の中で書かせていただいたわけです。

そもそも、なぜ僕が「英雄スイッチ」に気づいたかというと、京都祇園のお茶屋さんのお座敷遊びに連れていってもらったのがきっかけでした。

そのとき、4、5人の舞妓さんや芸妓さんを相手に、お酒を飲みながら夜の1時過ぎまでお座敷遊びを楽しみました。お遊び自体は、「金比羅船々《こんぴらふねふね》」などのお囃子《はやし》や唄に合わせて袴《はかま》を取り合う遊戯など、他愛もないものです。

そんなお遊びをして、ホテルに帰ったのが夜中の2時頃。

翌日は東京で打ち合わせがあったので、朝6時の新幹線に乗って京都を発つ予定でした。ところが、お座敷遊びで興奮したのか、なかなか寝つけない（笑）。

あと数時間しか眠れないのに、と思いながらも一睡もできず、仕方がないので、眠るのをあきらめて、Macに向かって原稿を打っていました。

新幹線の中で寝ればいいやと思いつつ、予定どおり6時の新幹線に乗ったのですが、まだ頭が冴えたままで、眠れない。結局、引き続き原稿を進めて、まるまる1冊分仕上げて、そのまま打ち合わせの場所に行きました。

そこでも頭が冴えたままで、弾丸のように話し続けていたら、

「いつもボーッとしているのに今日は冴え渡っているね。いったいどうしたんだ?」といわれ、

「実は、昨日から一睡もしてないよ」と答えたら、

「そんなバカな!」とみんなに不思議がられました。

しかも、それから1週間ほどずっと覚醒しきったまま、どんどんアイデアが湧いてきたのです。

「なんでやろ?」と思って改めてふり返ってみたら、祇園のお座敷遊びが原因だったと気づきました。

つまり、舞妓さんや芸妓さんというおもてなしのプロである女性たちが、僕たち男性の中にある、英雄になれるスイッチを押してくれたんじゃないか、と。

もちろん、ごく普通の女性であっても、その女性と一緒にいるとなぜか元気になったり、調子

がよくなるといったことがあると思いますが、ちょうどそんなことに気づき始めた頃に徳先生の夢を見たので、英雄スイッチとオキシトシンは、絶対に関係あるに違いないと思いました。

徳先生のご本で知りましたが、オキシトシンというのは愛のホルモンで、母親が子どもを産むときや愛情を注ぐときに分泌されるんですよね？

それなのに、帝王切開で出産してしまっては、せっかく母親に備わっているオキシトシンが出されないので、自然分娩に比べて愛情不足になる、というのもすごく納得ができます。

反対に、世の男性陣が舞妓さんや芸妓さんとお座敷遊びに興じるのは、彼女たちがオキシトシンをいっぱい出してくれるからじゃないかと思って、今日はまず、そのことを先生に確認したかったのです。

高橋　まさに、そのとおりです。オキシトシンが一番出やすいのは、親しい男女のふれあいですから。
オキシトシンは、脳の視床下部というところにある細胞がつくり出すホルモンで、女性ホルモンなんですが、男性でも分泌され、抗ストレス作用や自律神経の調整、痛みを軽減するなどの、いろんな作用があります。

ですから、例えば、お祭りや宴会などみんなで楽しく過ごすことによって体内のオキシトシン量を増やせれば元気になるし、健康になれるんです（註：詳しくは「補筆1」にて後述）。

保江　やっぱり！（笑）

それと、もう一つ先生にお聞きしたいのですが、僕、血糖値が高いのです。去年の12月にお医者さんから血液検査を勧められて検査したところ、翌日、わざわざその先生が僕のところまでやってきて、

「この血糖値の高さはヤバいですよ。すぐに専門医にかかりなさい！」と忠告されたので、

「どのくらいあったんですか？」と聞いたら、

「430」といわれてしまいました（註：正常値は80～139mg／dl）。

すぐに、知り合いの専門医のところで診察を受けたのですが、検査結果のヘモグロビンA1cが13で、確かに高い（註：正常値は5．9％以下）。

普通ならば、医者は即入院を勧めるところですが、その主治医は僕の性格をよく知っているので、「どうせ入院してもすぐ逃げるでしょ」といって、通院しながら経過観察をしてくれることになりました。

というのも、血糖値は異常に高いのに、ケトン体（註：糖質が利用できないときに代わりに使われるエネルギー源）は正常値であり、通常ならケトン体も共に高くなるはずなので、どうもおかしいということになったからです。

それ以降、大好物のワインなどのお酒、甘いものといった糖質を摂るのを一切やめて、運動をしたりしながら僕なりに努力をしたのですが、それでも血糖値は下がりませんでした。けれどもケトン体も、相変わらず上がらないままだったので、主治医も首を傾《かし》げていました。

そうこうしているうちに、今年に入ってから風邪をこじらせて、さっきお話したように軽い肺炎になってしまい、抗生剤で治療しながら講演会をこなす度にまた寝込んだりしていました。

僕は、「自分の身体がどうにかなっているのかな？」と思って、つい先日、自分の道場で、門下生にある技をかけてみることにしました。

僕が教えているのは、冠光寺眞法《かんこうじしんぽう》という合気道のような武術ですが、その技というのは今から15年前、僕が大腸癌になって臨死体験後、奇跡的に救われた後からできるようになった、不思議な技です。

僕が瞬間的にふっと自分の頭の中身を絞ると、相手が金縛りのように動けなくなって、少しの力で簡単に倒せるという技なのです。

その不動金縛りの術がなぜかできるようになって以来、うれしくなって毎回その技を使っていました。

するとあるとき、気の科学的研究の草分けである本山博先生（註：国際宗教・超心理学会初代会長）が突然岡山まで訪ねてこられて、

「私はあなたの師匠を知っているけれど、あなたがその技を毎日使い続けていたら、あなたも、師匠のように死ぬことになる。なので、月に20回までにしなさい」と忠告してくださいました。

気の大家がそれだけを伝えるためにわざわざ来てくださったこともあって、僕は、

「わかりました、もうやめます」といって、それ以来その秘技を封印していたのです。

そんなこともあって、去年の暮れから好きなお酒をやめ、徹底的に節制をしたのですが、血糖値は一向に下がらず、おまけに肺炎にかかってしまって体力がもたなくなってしまったので、先週末、道場で門人たちを相手に久しぶりに不動金縛りの術を使うことにしたわけです。これだと頭の中を少し変化させるだけでよいので、まったく体力を必要としませんから。

その様子を初めて見た門人たちはみんな驚いていましたが、その秘技を使って指導しているうちに僕の脳がすごく疲れてきて、3時間ほど経った頃、「もう限界」と思ってやめました。

ところがその翌日、自分で血糖値の数値を測ってみたら、なぜか急に正常値まで下がっていたのです。その理由を僕なりに考えてみたのですが、15年ぶりにその不動金縛りの術を使ったことしか考えられません。

その超能力的な技を使うと脳がものすごく疲れる、それと糖代謝が関係しているんじゃないかと思うのですが、そんなことがあるんでしょうか？

高橋　うーん、それはちょっと聞いたことはないですが……。

超能力者たちはなぜか甘いものが大好き

保江　僕が知っている人でも、超能力的な技を使われる方が何人かいます。

一人は、「業捨《ごうしゃ》」といって、指で身体を擦ると業が捨てられて元気になるという不思議な治療法をなさる方ですが、シャツの上から軽く指の腹で擦られているだけなのに、なぜか業捨を受けている間中、悶絶するほどの痛みがあるのです。

それでつい先日、業捨を受けに群馬県の前橋までいったときの話なのですが、途中に主治医から電話が入って、「糖尿病の患者が今度の新型コロナウィルスに感染すると、重篤になって死ぬ可能性があるから気をつけて」といわれたので、「いや、僕、元気だよ」と答え、15年ぶりに道場で秘技をかけた後に血糖値が下がったという話をしました。

すると主治医が、「それならあなたのデータがおかしな理由がわかる」といって、スプーン曲げなどの超能力を使える人は、血糖値が高いという事例が多いという話をしてくれました。

専門病院に、「糖尿病の疑いがある」と書かれた紹介状を持ってきた能力者たちの血液検査をすると、血糖値だけは高いものの、ケトン体や他の数値は正常で大した症状もなく、僕と同じようなデータが出ているというのです。

しかも、彼らはスプーン曲げをやる前に甘いジュースを大量に飲んだりしていて、僕と同じで甘いものが大好き。

どうやら、不思議な能力を使っている人たちは、脳のある部分を活性化するために大量の糖分を摂取しているらしいのです。

主治医が、

「あなたのやっている合気道の技もそうなのですか？」と聞いてきたので、「たぶんそうだと思います」と答えたところ、俄然興味を示して、「じゃあ今度、その技を使う前と使った後の血糖値を測ってみよう」ということになりました。

次に病院に行くときには、皮膚にチップを埋め込んで、血糖値の変化をリアルタイムで測り、記録できるようにする予定です。

次回の対談時にはその結果が出ていると思いますが、この話を業捨の先生にしたら、その先生も業捨をやっている途中に甘いものが欲しくなって、チョコレートなんかを口に入れるそうです。

しかも、1日の施術が終わったら日本酒をがんがん飲むのが日課で、糖分が入っていない焼酎やウイスキーではダメなんだそうです。糖分をたくさん摂らないと、翌日やっていられないといっていました。

それと、業捨を受けた日に、僕に会いたいという霊能者の女性がわざわざ山口県から前橋までやってきて、彼女も業捨を体験したのですが、不思議なことに業捨を受けてもまったく痛みを感じなかったようで、ケラケラ笑っていました。

その女性は、ある高名な神社の神主の家系で、神さまから気功のような癒しの技を伝授されている霊能力者なのですが、やはりその技を使う前にはあめ玉をなめるそうです。また、同様に病院に行くと糖尿病の疑いがあると指摘されるので、絶対に病院には行かないとのこと。業捨の先生やこの霊能者の女性もそうですが、不思議な力を発揮している人たちはみんな、糖分を大量に摂っているようなのです。

今回、徳先生とお会いする前にそんな話が次々と舞い込んできたので、このこともぜひ先生におうかがいしたかったわけです。

例えば、オキシトシンと糖分が連動しているというような論文とか、血糖値が高いとオキシトシンが出やすいということはないですか？

高橋　うーん、そういう観点で調べたことはないですね。

保江　そうですか。その女性は、「神さまとつながるには糖分がいる」といっていたのです。だとしたら、普通の人が使わないような脳の機能を使うために、糖質をエネルギーに変えているんじゃないかと思うんですね。

糖分を使って脳の一部を活性化して、僕のように相手を金縛りにしたり、あるいは他の人のようにスプーンを曲げたり、神さまとつながったりと……。

『スター・ウォーズ』のテーマは仲間同士の愛!?

保江　それと関連して、今、上映されている『スター・ウォーズ／スカイウォーカーの夜明け』（完結編）、僕は3回観たんですが、3回目でやっとこの映画の主眼がわかりました。

『スター・ウォーズ』に出てくるフォース（註：架空のエネルギー体）、僕は『このフォースを出す根源は何だろう？　たぶん愛だろうな』と思いながら観ていたんですが、映画の中では特に男女の愛がテーマになっている感じではない。

3回目にしてやっとわかったのは、テーマは仲間たちの愛！　つまり、個性豊かな仲間たちが助けにやってきてみんなで力を合わせる、それによって「光と闇」の戦いの物語が完結する、というのが『スター・ウォーズ』の最大の主眼に違いないと気づいたのです。

オキシトシンも、単に母子の肉親の愛だけではなくて、血縁を超えた仲間の愛なんじゃないかと思います。

この世に生命を生み育むのは、子孫繁栄を超えた人類全体の仲間愛、これが最上の愛。『スター・ウォーズ』を観ながら、僕はイエス・キリストの教えの愛もきっと、この仲間愛なんだろうと気づいて、さっそく道場で試してみました。

相手を敵ではなく、仲間だと思って技をかけてみたら、とても楽にできて、脳も疲れませんでした。

高橋　それは、合気道をやられている方もよくいわれますね。相手のことをお互いに敵だと思うと身体が固まる。そうではなく、友達や仲間だと思うと身体が柔軟になって、わずかな力でも簡単に倒せるみたいですね。

確かに、心の持ち方次第でオキシトシンの分泌量が変わってくるというのはあり得ます。そもそも、オキシトシンは天然の陣痛促進剤です。出産日が近づいてくるにしたがってオキシトシンの分泌がどんどん促され、ピークに達すると子宮が収縮して胎児が産まれてくるわけですが、オキシトシンの不思議な作用として、そのときに自分と他人の区別がなくなってしまうんです。

保江　あっ、やっぱり！

高橋　生まれたばかりの赤ちゃんであっても、母親にとっては生物学的には他人ですよね。ですから、ごくたまに自分の子どもを食べてしまうネズミもいるくらいです。

それなのに、母親にとって赤ちゃんと自分の区別がなくなるのがオキシトシンの働きです。だからこそ、産んだ瞬間に自分の赤ちゃんのことを可愛いと感じるわけですね。

新生児にとって一番大事なのは、体温と栄養です。だから、赤ちゃんの育て方を誰からも教えられていなくても、お母さんは赤ちゃんが生まれるとすぐに抱っこをしたり、オッパイをあげたりして自分のことのようにわが子を育てていける。

これが、哺乳類が生きていく上での智恵であり本能であって、それをもたらしているのがオキシトシンなんですね。

保江　オキシトシンは脳で分泌されて、血液に乗って脳の外にも運ばれていくんですか？

高橋　そうです。脳下垂体から出て血中に入り、いろんな器官の表面にあるオキシトシン受容体と結合することで効果を発揮します。

出産時には、子宮にあるオキシトシン受容体が妊娠39週頃にピークを迎えて活性化することで子宮が収縮し、分娩を促すと同時に、出産後も授乳の引き金になったり、お母さんのストレスや不安を軽減するという効果があります。

その他にも、例えば、男女の恋愛や家族・友人同士の絆などは、脳内ホルモンとしてのオキシトシンの働きです。

なぜ、自分と他人の区別をなくすような愛着形成の働きがあるかというと、脳の上のほうにある上頭頂葉後部の活性が落ちるからです。上頭頂葉後部は、脳科学的に見ると自己と他者を区別する部位なんです。

脳活動を計測するfＭＲＩ（核磁気共鳴画像）を使った実験で、瞑想をして無我の境地に至ると上頭頂葉後部の活性が落ちることが確認されているんですが、私たちは2年ほど前に、30人ほどの瞑想実験でオキシトシンとの関連について調べてみたんです。

オキシトシンがどれだけ出ているかは、唾液を調べればわかります。

それは、ひたすら他人について祈るという瞑想なんですが、そのような利他と感謝の瞑想の後では、瞑想をする前と比べて唾液中のオキシトシンが増えていることがわかりました。

つまり、人のために祈るとオキシトシンが増えて、自他の境界がなくなって私とあなたが一つになり、慈悲や博愛の心が呼び覚まされるんですね。

そうなると、相手は私の分身、だから自分と同じように相手のことを大切に思えるようになるわけです（註：詳しくは、『人のために祈ると超健康になる』〈マキノ出版〉を参照）。

保江　なるほど！　仲間になるためには、その上頭頂葉後部の活性を落とせばいいわけですね。だとしたら、むしろ血中糖分を増やさないほうがよいのかもしれませんね。

高橋　そうかもしれませんね。よくお坊さんが断食をしますよね。

そうすると、仮に100あった血糖値が50くらいに減る、それがもしかしたら、オキシトシンと関係があるのかもしれない。

保江　そうですね。オキシトシンを増やすにはむしろ断食をして、血糖値を下げることが大事なのかもしれませんね。

さっき僕がいったのはそれとは逆で、血糖値を上げることで脳の一部の働きを活性化させるという話でしたが、15年ぶりに不動金縛りの術をやってみたら血糖値が下がったということは、もしかしたら糖分ではなくオキシトシンの作用だったのかもしれません。

性別や種別を超えて愛を育くむオキシトシンの不思議な作用

保江　もう一点、先生にお聞きしたかったことがあります。さきほどの仲間同士の愛や絆についてなんですが、『スター・ウォーズ』を観ていて、「貴様と俺とは同期の桜　同じ兵学校の庭に咲く　咲いた花なら散るのは覚悟　みごと散りましょ国のため」という昔の軍歌を想い出しました。

この『同期の桜』は、男の兵隊さんの歌ですが、同じ屋根の下で朝から晩まで同じ釜の飯を食べるような生活を半年とか1年ほどしていると、自然に仲間意識が芽生えて、戦場に送られてもお互いに命を助け合える。ということは、男同士であってもそのような環境に置かれると、やはりオキシトシンが増えるんでしょうか?

高橋　そうです。男同士でも出るし、もちろん女性同士の間でも出ます。

また、相手が人間だけではなくて、ペット（動物）との間でもオキシトシンが分泌されるので、種を超えて愛や絆が育まれるのがオキシトシンの不思議な働きです。

保江　例えば、男女が口づけをしたときに、二人の唾液を測ればオキシトシンが出ているかどうかがわかるわけですね⁉

高橋　そりゃあ出ますがな（笑）。
実際に、恋人同士の唾液を調べた実験データがあります。二人が出会って最初の頃のラブラブなときには唾液中のオキシトシン濃度は上がっているんですが、残念ながら時間が経つにつれて、だんだん下がってくるんです。

保江　やっぱり！　じゃあ、例えば、相手はなんとも思っていなくても、口づけをするときに自分の唾液を強引に相手に送り込んだらどうなるんですかね？

高橋　それはいいかもしれませんね、いいことを聞いた（笑）。

でも、無理やりはダメでしょうね。邪念があったら、おそらくオキシトシンは出ないから（笑）。

保江 やっぱり、そこでしょうね。お互いに合意の上じゃないとオキシトシンは出にくい。ということは、自分の脳内にオキシトシンがたくさん出ていると、相手の脳にも作用するんでしょうか？

高橋 影響すると思いますね。オキシトシンが出ているとお互いに共鳴し合って、あなたと私は一緒という感覚になりますから。

保江 じゃあ、例えば、オキシトシン薬を飲み物に入れて相手に飲んでもらったら好意を持たれる？

高橋 グッドクエスチョンなんですが、残念ながら答えは「ノー」です（笑）。

脳には血液脳関門という壁があるので、いくら外からオキシトシンを注射したり飲んだりしても、脳の中には入っていかないんです。

そこで、薬屋さんはどういう発想をするかというと、スプレーにして鼻に入れる、これを経鼻投与といいますが、この場合は血液脳関門も突破できるんですね。そんな、オキシトシンの点鼻スプレーをつくって売っています。オキシトシンスプレーは、10年くらい前にアメリカで発売されていて、日本でもインターネットで買えますが、私はまだ使ったことはありません。

アメリカでは、コミュニケーション力に問題のある自閉症の人などにスプレーでオキシトシンを与えると改善されるという治験はなされていて、日本でも、小児科や精神科の先生が自閉症児に対して、同じような試験をやっています。

それによると、オキシトシン点鼻の使用量が多い人のほうが、効果が高いことがわかっています。

保江　ほぉ、それはすごいですね。

高橋　ただし、一つ問題があるのは、それはあくまで外から薬としてオキシトシンを投与するやり方なので、本来の自分でつくるオキシトシンではないということです。

自閉症などの一時的な治療法としては有効かもしれませんが、それをずっと続けてしまうと、オキシトシンの受容体が鈍感になって自分でつくれなくなるんです。

糖尿病の患者さんが、インスリン注射を打ち続けているうちに自分でインスリンをつくれなくなるのと同じです。なので、特殊なケースを除いて、外からオキシトシンを入れるのは、私は邪道だと思っています。

自分でオキシトシンをつくり出す方法はいくらでもあるし、まずそれをやっていかないとせっかく備わっている機能が退化して使えなくなるので、「ぜひ、あなたの中のオキシトシンを出しましょう」と声を大にしていいたいです。

じゃあ、具体的にはどうしたらよいかというと、人と交わることやスキンシップ、要するにみんなで楽しく食事をしたり、お酒を飲んだり、カラオケに行ったりして楽しむことですね(詳しくは「補筆1」にて後述)。

それと、一緒に共同作業をすることでもオキシトシンが出やすくなります。

たまにはケンカをしたりしながらも、みんなで力を合わせて一つの目的を達成すると、オキシトシンがいっぱい出て、一体感や達成感が生まれます。

たぶん、保江先生が門下生のみなさんを指導されているときにも、オキシトシンが出ていると思いますよ。

保江　やっぱり、仲間同士で楽しくやることが大事なんですね。

高橋　私も、いろんなシチュエーションでオキシトシンを測っているんですが、最近わかったのは、盆踊りをするとオキシトシンが増えることです。

岐阜県の郡上《ぐじょう》市に夜通し踊る有名な郡上踊りというのがあって、その踊り子さんたち10人に集まってもらいました。そして、

「よし、今から街に行って踊ってきてください」と頼んで1時間ほど街中で踊ってもらい、踊る前と踊った後で唾液検査をしたら、踊った後にオキシトシンが増えていました。

このことからも、仲間うちでワイワイ楽しく踊るのが一番だということがわかりますが、昔の人は、脳内ホルモンの働きは知らなかったにしても、昔から日本各地で祭りが行われてきたのは、仲間同士の絆や団結力を生むという効果がわかっていたんでしょうね。

保江　実は、そのこともお聞きしたかったのです。

今年に入って僕が風邪をこじらせて寝込んだり、講演会を強行してまた寝込んだりなどし

ていた頃、1月末に岐阜の恵那《えな》にお住まいだという80代のおじいさんが、突然、僕のところに訪ねてこられたのです。

スピリチュアル業界ではよく知られている「アナンド　シャンタン」(宮井陸郎さん）という方ですが、「保江が調子が悪そうだから行って治してやれ」と神さまからいわれたのでやってきたというのです。

確かにそのときは調子が悪かったので、「じゃあ治してください」とお願いしたら、その翌々日の2月2日、シャンタンさんが今度は僕の東京の道場までやってきて、みんなで手をつなぐようにいわれたのです。

それで、僕も門人たちと一緒に手をつないだら、シャンタンさんのエネルギーが全体に伝わって自然に身体がユラユラ揺れ始め、最後は盆踊りのような状態になったわけです。

シャンタンさんから、輪の中心で横になるようにいわれたので、僕がそのとおりにすると、次に女性だけで僕の身体の好きなところを触るようにと指示されました。

それで、30人ほどの女性たちが僕の身体をあちこち触ってくれたんですが、そうしたら元気になってしまいました。

シャンタンさんによると、縄文時代にはこのようにして人を治していた、それが盆踊りなんだということでした。

その日の夜にもシャンタンさんが僕の身体を診てくれたのですが、バリバリに凝っている僕の両肩を見て、

「お前、両肩にとんでもないものをしょってるぞ。いったい何をやったんだ？」と不思議そうに聞いてこられました。

そこで僕は、

「ご縁があって、今上陛下を霊的にお守りするために、備前の名刀をちょうだいして、皇居に向かって四方払いをやり始めたところです」と答えたのですが、どうやら、なんとか陛下をお助けしたいという思いが強すぎて、自分の身体に負担がきていたようです。

そこで、シャンタンさんから教えてもらったのが、実は、天皇陛下をお守りするために各地に盆踊りがあるわけで、だから「政（まつりごと）」というらしいです。

要するに、国民みんなが神さまや陛下に感謝を捧げながら踊るのが祭りであり、毎年、春夏秋冬の節目に祭りをすることで日本は安泰に治まっていたということです。

今はそんな意図を知って踊りや祭りをするわけではないし、祭事があっても陛下や神さまへの感謝の気持ちがなくなっているので、そこがズレてきているとシャンタンさんは嘆いていました。

そんなことを教えてもらったので、それ以来僕は真剣を使った四方払いをやめて、「みんなで踊ればいいんだ」と思えるようになりました。

それで今、徳先生のお話を聞いて、やっぱりみんなで盆踊りをしてオキシトシンを出し合うことによって、結果的に日本を守れるということがよくわかりました。

しかも、オキシトシンは唾液で測れるので、ちゃんと医学的にも裏づけられるわけですね。

Part 2

精神性の高いドキュメンタリー映画と神さまからの伝言

東ティモールの平和的独立を記録した映画『カンタ! ティモール』

高橋　先ほど、先生の道場で輪になって踊られたのが2月2日頃とおっしゃられましたが、実はちょうどその1週間後の2月9日、『カンタ! ティモール』という映画をつくられた広田奈津子監督をお招きして、名古屋で上映会をしました。

その際、私たちもその場で、みんなで輪になって踊ったんです。

『カンタ! ティモール』は、すごく精神性の高いドキュメンタリー映画で、オーストラリアとインドネシアの間にあるティモール島の東側に位置する東ティモールが、2002年5月20日にポルトガルから独立するまでに起きた出来事を克明に記録した映画です。

ご存知のように、インドネシアは西ティモールを含むオランダ領で、第二次世界大戦後にインドネシアとして独立した後、隣国のポルトガル領の東ティモールに軍事侵略をはじめたんですが、その侵略によって東ティモールの国民は三人に一人が虐殺されたんです。

ところが、東ティモールの人たちは、武力で真っ向から衝突することを避け、多くの人たちは、自分の家族を殺したインドネシア軍の兵士を捉えても決して虐待することなく、夜を徹して話し合い、翌朝には彼らを解放した。

普通なら、憎っくき敵兵に対して皆殺しにしたいほど怒り心頭なはずが、東ティモールの人たちは、決して怒りや暴力には訴えず、インドネシア兵に対して私たちは同じ仲間であり、共に私たちの過ちを改めようと20数年間にわたって説得し続けた。

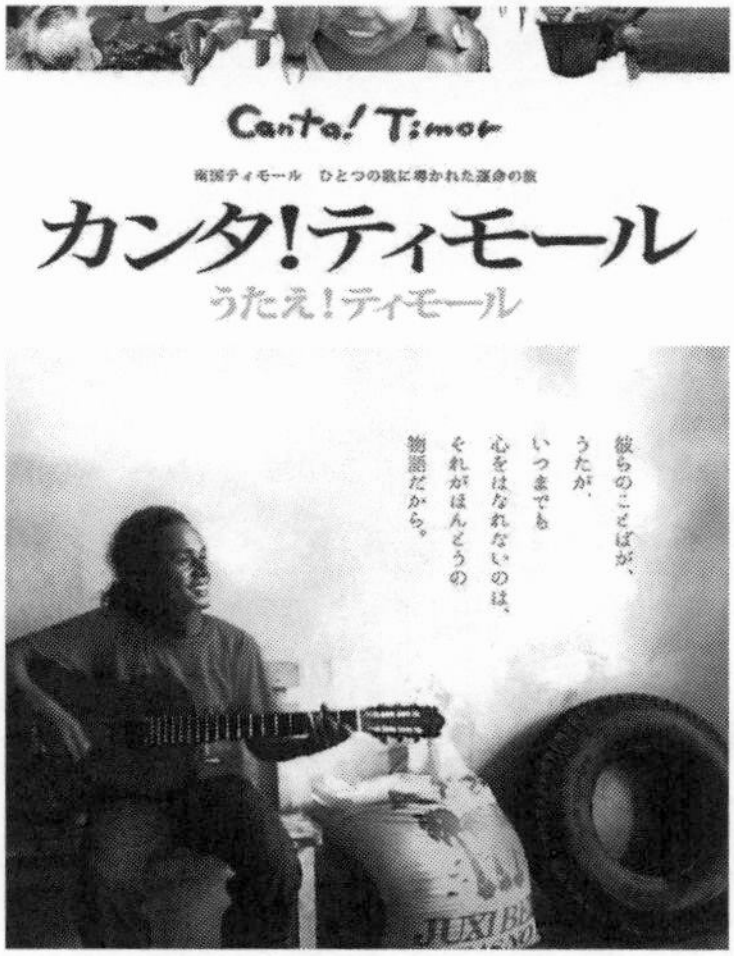
Canta! Timor
カンタ!ティモール
うたえ!ティモール
彼らのことばが、
うたが、
いつまでも
心をはなれないのは、
それがほんとうの
物語だから。

タイトル『カンタ！ ティモール』
英文名：CANTA! TIMOR
ジャンル：ドキュメンタリー
形式　ＮＴＳＣ　カラー　ステレオ
上映時間　110 分間

・プロデューサー　小向定（こむかいさだむ）
・監督　広田奈津子（ひろたなつこ）
・シナリオ／編集／ナレーター　広田奈津子
・助監督／音楽監修　小向定
・監修　中川敬（Soul Flower Union）
・監修　南島風渉（報道写真記者・著作『いつかロロサエの森で 東ティモール・ゼロからの出発』）
・企画・制作　広田奈津子 ／小向定

そんな平和的な手段によって、最終的にインドネシアの占領から独立を勝ち取ったんです。

保江　それはすごい！

高橋　その映画をつくったのが、名古屋に住んでいる広田奈津子さんという若い女性です。2002年当時、南山大学の学生だった広田さんは、東ティモールの独立を祝う式典に参加し、そこでふと耳にした現地の青年の歌が忘れられず、以来、何度も東ティモールに渡って現地の人々の暮らしを記録し続け、その映像を自分たちで編集して映画にしたそうです。

その背景には、暴力に対して憎しみで返すというこれまでの人類の歴史に対して、「憎しみは何も生まない」という東ティモールの人たちの魂の叫びがあります。

国民の3分の1が殺されても、彼らは、

「家族を殺されても怒りはない。あるのは悲しみだけ。憎しみは何も生まない」と語っていたそうで、広田監督は、そこには深い悲しみをはるかに上回る大きな希望が存在することを知ったのです。

この映画は、今でも時々、日本各地で自主上映会が開かれています。

2月に私たちが名古屋で上映会をやったときも、広田監督、通称なっちゃんを招いて、私との座談会をやり、なっちゃんの旦那さんでミュージシャンの小向サダムさんのミニライブもやってもらいました。

そこで、輪になって足を踏み鳴らしながら大地に感謝を捧げる東ティモールのテペという踊りを、みんなで手をつなぎながら楽しく踊ったんですよ。日本の盆踊りみたいに。

保江　その踊りを踊ったのが、2月9日なんですね。

まさに、オキシトシンつながりですね！

高橋　そうなんです。先生が、門下生のみなさんと一緒に踊られた日の翌週に（笑）。

映画の中では、なっちゃんが東ティモールで出会ったアレックスという若者が冒頭から登場するんですが、彼が東日本大震災の後で日本の被災者に対してメッセージ（＊）をくれていて、それをなっちゃんが紹介しているんですが、その内容がまさに、先生がいわれた「仲間の大切さ」なんです。

＊『カンタ！ティモール』に登場するアレックスから日本人へのメッセージ

「もしあなたの仲間が10人しかいなくて、対するものが大きく巨大で1000人にも見えても、あなたのやっていることが命に沿ったこと、命が喜ぶことであれば、なくなった人たちがついていてくれるから、どうか恐れないで続けてください。

仲間が少なくて不安になったら、僕たちのことを思い出してほしい。僕たちはとても小さかった。あの巨大な軍を撤退させることは、奇跡だと笑われた戦いでした。でも最後には軍は撤退した。それは現実に起きたことだから、どうか信じてほしい」

しかも、その踊りを踊っているときに、胡桃のおさんという霊感のある女性がアレックスの姿を見ているんです。

彼女は、『わが家に宇宙人がやってきた‼』（ヒカルランド）という本を出していて、私とは前世で夫婦だったんですが、のおさんがいうには、踊りの最中になっちゃんのお子さんが突然なっちゃんの手を取って、のおさんの手とつながせたと。

ちょうどそのときに、アレックスの姿が見えたそうです。

上映会の前に、なっちゃんが、

「参加者が少なくてすみません」というので、私が、

「いやいや、見えない人たちもたくさん来るから。きっとアレックスも来てくれるから大丈夫だよ」といってたんですが、本当に来てくれたんです。

保江　へぇー、それはすごいなぁ！

高橋　東ティモールの人たちの言葉には、「あなた」と「私たち」とを分ける言葉がなくて、どちらも「私たち」（現地語のテトゥン語で「イタ」）というんだそうです。

上映会の後で、なっちゃんに、

「彼らの精神性の高さは、東ティモール特有のものでしょうか？」と質問したんですが、彼女は、

「きっと、日本の縄文時代も同じだったんじゃないでしょうか」といっていました。

なっちゃんの話を聞いていてわかったのは、もともと、日本人もみんな分け隔てなく暮らしていたのが、徐々に物質的な文明や経済活動に偏っていき、「私が」「私が」だけを主張するよ

うになって、本来持っていた家族意識や仲間意識を失っていったのではないかということです。

それが、東ティモールの場合は小さな島国であったことと、歌や踊りを通じて子や孫に彼らの高い精神性が伝えられてきたのがよかったんじゃないかということでした。

「今年がこれまでの集大成になる！」と神さまからいわれる

保江　確かに、縄文時代もそうだったと思います。敵をも愛する生き方を、日本人は普通にしていた。

その点に関して、僕が最近出版した本（『僕は一生をかけて「神」を見つけたのかもしれない』海鳴社）の中でも書いておきましたが、実は今年（令和2年）の1月4日に神さまからこんなことをいわれていたのです。

「いよいよこれまでの集大成ともいえる1年を迎えることになるので、心して臨むように。相手は黙示録にも預言されている反キリスト者であるが、お前にはそれに打ち勝つだけの愛と調和の力が備わっている。

悪魔や魔物とすら調和して、愛の奇跡を呼び込んでいきなさい！」と。

しかもその翌日、また不思議な体験をすることになったのですが、その話の前に、僕がいつも岡山で乗っていた愛車のSクラスのベンツが、去年の暮れに僕がむちゃくちゃな運転をしたために車のサスペンションが壊れたという話をしておきます。

というのは、そのとき、普通では考えられないような運転をしている一部始終を、なぜか僕自身がずっと上空から見ていたのです。

上空からは、車と車の隙間まではっきりと見えていて、「あと20cmあるから大丈夫だ」とトラックとトラックの間を考えられないスピードで瞬時にくぐり抜けたり、急加速、急ハンドル、急ブレーキのとんでもない運転をしていても事故を起こさなかった。

だけど、車に負担がかかりすぎて、Sクラスのベンツの丈夫なエアーサスペンションが全部、イカれてしまいました。

サスペンションを交換するには、1本50万円なので4本で200万円。国産の新車が買える値段だったので、仕方なく廃車にしました。

それで、東京の美人秘書にあげていたスポーツカーのロードスターをしばらく借りることにして、その車で東京から岡山まで帰ったのが1月5日のことです。

5日の夜8時半頃、東京の白金を出て、途中、深夜に泊まったのが、岡崎インター近くにある徳川家康の生まれた岡崎城のすぐ隣のホテルでした。

そのついでに翌朝には知人に岡崎城を案内してもらったのですが、家康が竹千代だった頃の菩提寺に行ったら、松平8代と徳川将軍家14代（最後の将軍慶喜以外すべて）の等身大の位牌が飾ってありました。

その中で、なぜか家康のお位牌の前だけに陰陽師の封印のための切り紙が貼ってあったのです。

「なんでこんなものが貼ってあるんだろう？」と気になって、とっさにそれを剥がしたものの、「こんなもの、その辺に捨てたら大変なことになる」と思って、東京の部屋まで持ち帰ることにしました。

それで、その切り紙を、以前、安倍晴明に命を助けてもらったという少年がつくってくれた五芒星のお守りに挟んで部屋に置いていたところ、後日、久しぶりにその少年と会ったときに、その切り紙のせいで彼の具合が悪くなってしまったようなので、事情を話して切り紙を見せました。

それを見た彼がいうのには、徳川家康が生まれ変わりの僕とつながりたいと思っていたらしく、僕がその菩提寺に行って、家康の魂を封印していた切り紙を剥がしにくることもわかっていたというのです。

要するに、その切り紙は、270年間、平和を維持した家康の思いをフリーメーソンが封じ込めるために貼りつけていたもので、その封印をいずれ僕が解きにくることがわかっていた。

しかも、これからはそのダークサイドが用いた切り紙の力を使わないといけない、ということで、安倍晴明がついている少年から、僕が切り紙を持っておいたほうがいいと勧められたんです。それでこうして、いつも持ち歩いているわけです。

この切り紙は、愛と調和という文字で挟み込んであるので、なんとか収まっています。

1月4日に神さまの伝言を伝えてくれた女性からも、すごい怨念が愛によって封じ込められていて、その闇の力を借りることになるといわれました。

それと、むちゃくちゃな運転をした後に、京都の講演会で不思議な青年に会いました。スケートボードを肩にしょった若い青年が僕のところに寄ってきて、

「この前、友人から頼まれて淡路島の諭鶴羽《ゆづるは》神社に一緒に行ったんだけど、そのとき生まれて初めて神さまの声が聞こえて、『保江邦夫にこの神社のお守り（シール）を買って持っていってや

れ』といわれたので、ネットで名前を調べて京都で講演があることを知って持ってきた」といいながら、そのお守りを手渡してくれました。

そのときの講演会の参加費は1万円で、彼はわざわざ自腹を切ってそのお守りを僕に届けてくれたわけですが、それがなんと「交通安全」のお守りだった……。

こんなことが立て続けに起きたので、僕は神さまのはからいをついに確信せざるを得なくなりました。

たぶん、神さまはすべてお見通しということでしょうね。

だから、今は闇の勢力も活発化していますが、その闇とも敵対するんじゃなくて、『スター・ウォーズ』のように仲間意識や愛によって調和していく時代。

去年の7月、夢に見たファブリオオキシトシトシンが、ここにきて全部つながってきました（笑）。

「今、なぜオキシトシンなのか？」その理由がわかった!!

保江　それにしても、東ティモールの人たちはすごいですね。

もちろん、東ティモールがインドネシアから独立したことは知っていましたが、その背景にそんなことがあったとは知らなかったし、アレックスという青年からのメッセージもすばらしいですね。

高橋　残念ながら、アレックスは病気で亡くなってしまいましたが、彼の魂は今も存在していて、東ティモールには「地球を治そう」と頑張っているアレックスの友人もたくさんいるそうです。

保江　でも本当に、そんな映画を日本の若い女性がつくったんですか⁉

高橋　そうなんです。なっちゃんが監督からシナリオ作成、編集、ナレーターまで全部やってます。

映像は、今はなっちゃんの旦那さんになっている小向サダムさんが担当し、なっちゃんのお兄さんたちも一緒になって制作資金を工面しながら、映画制作のプロではない仲間たちでつくったのがこの映画なんです。

小向さんはミュージシャンなので、ライブでいろんな音楽を演奏したり、東ティモールの歌や踊りを日本の人たちに紹介してくれています。

もとはといえば、半年くらい前に私が名古屋のジャズ喫茶で小向さんと知り合って、そのときに、

「『カンタ！ティモール』って映画知ってますか？」と聞かれたので、「知らない」と答えたら、「僕の奥さんがつくったので、よかったら観てみてください」といってＤＶＤを渡されたのがこの映画を知ったきっかけです。

それで、なっちゃんに来てもらって1度、名古屋で上映会をやったんですが、今年に入ってアメリカがイラン革命防衛隊司令官を殺害するなど、イランと戦争を起こしそうな雲行きになってきたので、この大変な時期だからこそ、この映画を一人でも多くの人たちに観てもらおうと思ったんですね。

それで、この2月に2度目の上映会をすることにしたんです。

保江　それはいい話ですね。この映画を観て、オキシトシンをいっぱい出してもらって、東ティモールの人たちのように、汝の敵をも愛せる人たちが増えてくれるとすばらしいです。

高橋　はい。映画を観てもらえればわかりますが、現地の子どもたちの映像もたくさんあって、彼らの目がすごくキラキラしていて、すごくきれいな魂を持っているのがわかります。

その子たちは、日本のように夫婦だけで子育てをするんじゃなくて、地域の人たちみんなが家族のような関係で、いつも子どもたちと一緒に、みんなで歌を歌ったりしながら遊んでいるんです。昔の日本のように。

保江　みんな、仲間のように暮らしているのですか。

高橋　そうなんです。でも、今の日本はそれとはまったく逆方向に進んでいますよね。

自閉症やアスペルガーなどと、大人が勝手にレッテルを貼っていますが、そういう子どもたちを生み出している今の社会がおかしいですよ。

昔のように、いろんな人たちが助け合って暮らしていれば、彼らを障害者扱いしたり、薬漬けにするようなことはないはずです。

保江　そうでしょうね。

高橋　実は私、前世でインディアンの酋長をしていて、その頃は本妻以外に10人ほどの女性たちに囲まれてハーレム暮しをしていたので、子どもたちがたくさんいたんです（笑）。

徳川時代の大奥みたいな感じですが、誰か一人の女性を特別扱いしたら嫉妬の渦で大変になるところですが、当時の私はその10人のおめかけさんに対して分け隔てなく愛を注いでいて、そのうちの誰かに子どもができたらみんなでその子を育てていたんです。

まぁ、それだけ女性に目がなかったということでもありますが（笑）。

保江　僕も、シャンタンさんからそれと同じようなことをいわれました（笑）。

高橋　実はこの話にはオチがあって、さっき話した上映会の場でアレックスの姿を見たという女性の霊能力者、のおさんは、私のインディアンの酋長時代の本妻だったんです（笑）。

保江　へぇー、そうなんですか。

このオキシトシン文化というのは、きっとレムリアから続いていた日本の縄文から始まって、先生のようなアメリカインディアンも含めて環太平洋全体に広がっていたんでしょうね。

高橋　そうでしょうね。昔は北海道とサハリンやベーリング海峡も全部陸続きだったし、カヌーで海での移動もできたので、日本列島にいた縄文人が北米大陸に渡ったんでしょう。

保江　レムリアと縄文のつながりについては、僕の本、『願いをかなえる「縄文ゲート」の開き方』（ビオマガジン）の中でも述べているんですが、「令和」というのはレムリアという意味で、いみじくも『スター・ウォーズ』完結編でもレイとレンが表裏一体の関係で描かれています。

今回、いろいろと徳先生にうかがって、今、なぜオキシトシンなのか、その意味がよくわかってきました。ぜひ一度、広田監督にもお会いしたいですね。

高橋　彼女は、観音さまのような女性ですよ。

保江　それならなおさらのこと、もっとこの映画を広めるお手伝いをしてさしあげたいですね。

高橋　ぜひ、お願いします。

オキシトシンは「霊性」とも関係している

保江　ところで、僕は、オキシトシン以外にも英雄スイッチを入れる脳内ホルモンがあるんじゃないかと思って、『英雄の法則』（前出）の中で「カテコールアミン」のことを取り上げました。

ご存知のように、カテコールアミンは、母親が出産するときや難産のときに受けてしまうすごい圧力で赤ちゃんが酸欠状態にならないように酸素の代わりをする脳内ホルモンです。一度、脳がこのホルモンを分泌すると、次に酸欠を起こしそうになっても、再度血液中に分泌しやすくなるそうです。

このカテコールアミンは、酸素や糖よりもエネルギーを出す効率がよいのですね。

だから、体力が限界に陥ったり、危機的な状況になったときなどに、いわゆる「火事場のバカ力」が発揮できるのは、このカテコールアミンによって英雄スイッチが入るためなんじゃないかと気づいたわけです。

ただ、このカテコールアミンは、エネルギーを出すために身体が異常に活性化したときや危機的な状況のときに分泌されるのに対して、オキシトシンはそれとは逆に、リラックスしたり、幸せを感じるときに分泌される、ということですね。

高橋　そういうことです。

保江　実は、先ほどお話しした不動金縛りの術をかけているときに脳のどこが活性化しているかをｆＭＲＩ（核磁気共鳴画像法）や遠赤外線センサーなどを使って調べたことがあります。

そうしたら、脳のごく限られた一部、具体的には下前頭前野（ブロードマン脳地図の47野）だけが活性化していたのですが、この部位はいわゆる「キツネ憑き」や「コックリさん」をやっているときなどに活性化するといわれています。

ちなみに、そのとき、お坊さんにも瞑想中に脳のどの部位が活性化するかも測定させてもらいました。

本人には内緒で、突然女性のヌード写真をパッと見せて反応を確認したりしたのですが、普通の男性の反応とは違って常に平静さを保っていて、脳科学的な変化は起きませんでした。やはり、瞑想三昧をしているお坊さんは、そういうことを超越しているんでしょうね。

高橋　ほぉ、それはすごい。同じように、ヨガの行者さんも瞑想中に頬をつねられても痛みを感じない。ところが、瞑想をやめたとたんに「イタタ」と痛みを感じるらしいです。これはどういうことかというと、瞑想中にオキシトシンが出ているからなんです。
オキシトシンが出ると、自分と他人の区別がなくなるだけでなく、同時にいろんなホルモンを出していて、その中には「脳内麻薬」と呼ばれるエンドルフィンがあって、このホルモンが出ると痛みを感じにくくなるんですね。

保江　通常の脳の神経回路が変化して、痛みを超越するわけですね。

高橋　はい。それ以外にも、免疫力を高めたり、不安や恐怖心が押さえられて勇気が湧いてきたり、達成感や至福感を感じたりと、メンタル面でもいろんな効果があります。
もっというと、オキシトシンは「霊性」とも関係していると私は思っているんです。

保江　普通のお医者さんなら、そこまではおっしゃらないでしょうが（笑）。
なぜ、そのように思われたのですか？

高橋　もともと、私は20歳の頃から宗教に関心があって、聖書を読んだり、坐禅を組んだりしながらいろいろ探究していたんです。

保江　それは、医学生の頃から？

高橋　そうです。だけど医者になってからは、宗教的なことはちょっと横に置いてあったんです。それが、アメリカにいた50歳の頃にオキシトシンの研究を始めて、オキシトシンが「愛のホルモン」だとわかってから、若い頃に探究していた宗教的なこととオキシトシンの働きがリンクしてきたんですね。

例えば、聖書の「汝の隣人を愛せよ」や「汝の敵を愛し、汝を迫害する者のために祈れ」という教えも、昔は意味がよくわからなかったのが、オキシトシンの働きを知ってからは、「あぁ、なるほどそういうことか」と納得できました。

東ティモールの人たちのように、自分と同じように敵をも愛することができると、オキシトシンという幸せホルモンがいっぱいあふれ出るんですね。

坐禅や瞑想中にもオキシトシンが出ていることが、科学的にもわかっています。

それを医学的にみれば、まず身体の痛みがなくなる、ストレスに強くなる、自律神経のバランスが整う、つまり、オキシトシンがたくさん出れば、自分の身体にいっぱい、いいことが起きる。

しかも、それが相手にも伝わって、相手もオキシトシンが出やすくなるわけです。

保江　なるほどね。

高橋　それとは逆に、人を恨んだり、憎んだり、不平不満ばかりいっていると、オキシトシンレベルが下がって、それが原因で不調や病気になってしまいます。

だから、オキシトシンは、身体の健康や心の栄養としても、とても大事なんです。

昔の宗教家たちのように、「汝の隣人を愛せよ」と説いたり、慈悲の大切さをいくら説いたとしても、今なら「なぜ？」「どうしてそんなことをしなくちゃいけないの？」と思う人もたくさんいるでしょう。

でも、2千年以上前の人たちは、理由はわからないけれど、きっとそれを実行すれば「天国や極楽に行ける」と信じていたんだと思います。

保江　確かに、昔はそういう理解の仕方をしていたでしょうね。

高橋　仏教の「浄土」の概念にしても、死んだ後の「あの世」の話だった。それが今の時代になって、やっとオキシトシンというホルモンが発見されたことで、まず自分の健康にとってとても大事な働きをしていると同時に、「人のために祈ることは自分のためでもある」ということが、理解できるようになったわけです。

自分が愛情ホルモンで満たされていれば、相手のことも自分のことのように大切に思えるので、お互いにとって信頼や絆、幸せがもたらされて、その結果、愛と調和の世界ができる。

そんなふうにオキシトシンの働きを知ることで、昔の宗教家たちが説いた愛や慈悲の意味がわかるようになると、天国や浄土は決して死んだ後の世界ではなくて、「今のこの世につくれるんだ」という捉え方ができるようになります。

僕は、これが新しい時代の霊性のあり方なんじゃないかと思っているのです。

保江　まさにそうですね！

高橋　本当は、こんな話は今の政治家にこそ聞いてもらいたいんですがね（笑）。だいたい彼らは、自分の保身のことしか考えていないですから。

保江　今のお話を聞いていて、マザーテレサのことを思い浮かべました。あのお方は、インドで道ばたに倒れていた貧しい人たちや感染症の患者さんなどを集めて、生活面や医療的なお世話をなさっていましたよね。

僕も、キリスト教系の大学で教えていたこともあって、クリスチャンにはナイチンゲールのような奉仕精神や看護精神の強い方が多いことはよく知っているんですが、今回の新型コロナウィルス対策にしても、医療従事者の方々が、感染の恐れがある現場で非常によく頑張ってくれています。

そのような危ない場であっても、人を助けるために平然と感染症対策に携わっている方々は、マザーテレサのようになぜかあまり感染していない。

お医者さんだって、朝から晩まで感染症の患者さんに囲まれているんだからもっと感染率が高くても不思議じゃないのに、それほどまでは感染していない。

僕は、それは防護具や設備だけじゃない、他の理由もあるんじゃないかと思っています。

つまり、患者さんのことを自分のことのように思って、親身になって接している人ほどウィルスや細菌に感染しにくいんじゃないかと……。

高橋　まさに、それこそがオキシトシンの働きです。医学的に見ても、人のために一生懸命にお世話をしている人はオキシトシンレベルが高いので、それだけ免疫力も高くて元気でいられるんです。

保江　あぁ、やっぱり‼

高橋　アメリカで、ボランティアをやっている人たちの健康度を調べた論文が出ているんですが、その論文によると、ボランティア活動をした期間と本人の健康度がきれいに相関していたんです。

保江　つまり、ボランティアをやればやるほど健康になる。

高橋　そうです。まさに「情けは人のためならず」で、昔から世話やきおばちゃんが元気いっぱいなのも同じ理由でしょう。

少し前に、スーパーボランティアという方が活躍なさって賞賛を浴びていましたが、愛にあふれていて、ものすごいエネルギーを発しておられましたよね。

人のために祈るのと同じように、誰かのために尽くせば尽くすほど自分が健康になって、しかも相手にも喜ばれる、まさに、オキシトシンは一石二鳥なんです。

Part 3

神さまと共鳴して魂の進化を促すオキシトシン

徳を積むとオキシトシンが増えて病気が治りやすい

保江　それで想い出したんですが、さきほど先生の名刺をいただいたときに、「徳というお名前はご本名ですか？」とお聞きしましたね。

なぜお聞きしたかというと、岐阜の美濃太田に気功師のおばあさんがいて、僕もちょくちょく気功を受けにおじゃまするのですが、そこで「徳」の話が出たわけです。

そのおばあさんは、僕の血糖値が高いので、「じゃあ、140まで下げといてあげるわ」といって気功を施してくれ、その後検査をしたら、ぴったりその数値どおりに下がっていたりして、すごい腕前なんです。

そこへ先日行ったらところ、患者さんにひどいことをいわれて滅入っていたのです。

何をいわれたかというと、

「他の患者さんは病気が治ったってすごく喜んでいたのに、なんで私は治してくれないの。あなた、手を抜いているんじゃないの!?」と、怒って訴えてきたらしいんです。

もちろん、そのおばあさんはどの人に対しても同じように施術をしていて、決してえこひいきはしていない。それなのに、そんなひどいことをいわれたのでしょげていたんですね。

その後、あるお坊さんから、
「人が治るか治らないかは、治療家の腕や技術には関係がないのです。その患者さんが、徳を積んでいるかどうかで決まります。徳を積んでいない人は、どんな治療を受けても治りません」といわれて、やっと気持ちが切り替えられたそうなんですが、僕もそう思います。

高橋　その徳というのが、私のいう霊性であり、オキシトシンレベルなのかもしれませんね。オキシトシンがたくさん出ていてレベルが高いと病気は治りやすいし、オキシトシンレベルが低いと治りにくい。それは、医学的にいえることですからね。

保江　つまり、徳を積むとオキシトシンが増えて病気が治りやすい。逆に、徳を積んでいないとオキシトシンが少ないので、病気が治りにくいということですね。

高橋　そう思います。
まぁ、それは現世での話ですが、先生にも謹呈しました『永遠の命を手に入れる方法―医療と祈りをつなぐもの―』の本に、オキシトシンの生理作用から古来の宗教の概念や修行形態、輪廻転生のことも書いているんです。

よく、「この世は修行の場」といいますが、なぜ何度も生まれ変わるのか、何の修行をするための人生なのかというと、私は「愛の修行」だと思っているんです。

この世でいかに愛ある行いをするかが最も重要で、それが魂の成長につながり、天に還ってもまた肉体に宿って輪廻をくり返す、そして、少しずつ魂の進化を遂げていく……。

そのために、愛の修行を重ねているのが私たちなんじゃないかと。

まぁ、スピリチュアルな世界でも、おおむねそのように捉えられていますよね。

肉体を持って修行をするということは、肉体の中にある何らかの物質が、愛や魂とも関係していることになると思うのですね。

それがまさしく、オキシトシンという物質であるといえるわけです。

つまり、行為と、物質と、魂をつなぐものがオキシトシンである。愛の行為をするとオキシトシンが増え、それによりオキシトシンレベルが高まることで、魂が成長・進化できる、という流れです。

オキシトシンが増えることで、オキシトシンの周波数と、オーラやエーテル体と呼ばれる魂と関連するエネルギーの周波数が高いレベルで同調したり、共鳴し合ったりして、パワーアップするんじゃないか。

要するに、魂と響き合って進化を促すものが、物質としての愛のオキシトシンではないかと思うんです。

保江　はい、僕もおそらくそうじゃないかと思いますね。それ以外の物質が、魂と関連しているとはちょっと考えにくいです。

高橋　これが（79ページ図参照）オキシトシンの分子構造なんですが、数あるホルモンの中でもオキシトシンは不思議なホルモンです。

私たちの中には何百種類ものホルモンがありますが、全部、自分の身体を維持するためのものなんです。

愛のホルモン・オキシトシンだけが他の人との結びつきを強めてくれる

高橋　先ほどいったように、オキシトシンも自分の身体を健康に保ってくれるホルモンではあるのですが、同時に、他の人と仲良くなれるという作用があるんです。

相手を愛そうとするときに出るホルモン、こんなホルモンは他にはありません。オキシトシンだけが、他人を無条件に信頼し、絆を結ぶのに役立つという働きを持つわけですから、まさに「愛のホルモン」なんです。

保江　なるほど！　今、見せていただいた分子構造なんですが、この形を見ているだけでも、なぜか気持ちが落ち着きますね。この形状にも、意味があるような気がします。

高橋　オキシトシンの分子量は１０００くらいです。この分子構造の周波数がわかるといいんですが……。

ちなみに、今クリニックでＢＧＭで流している音楽は、知人のジャズピアニストの杉丸太一さんと一緒につくった、オキシトシンが出るＣＤ、『愛のパワーオキシトシン』なんです。

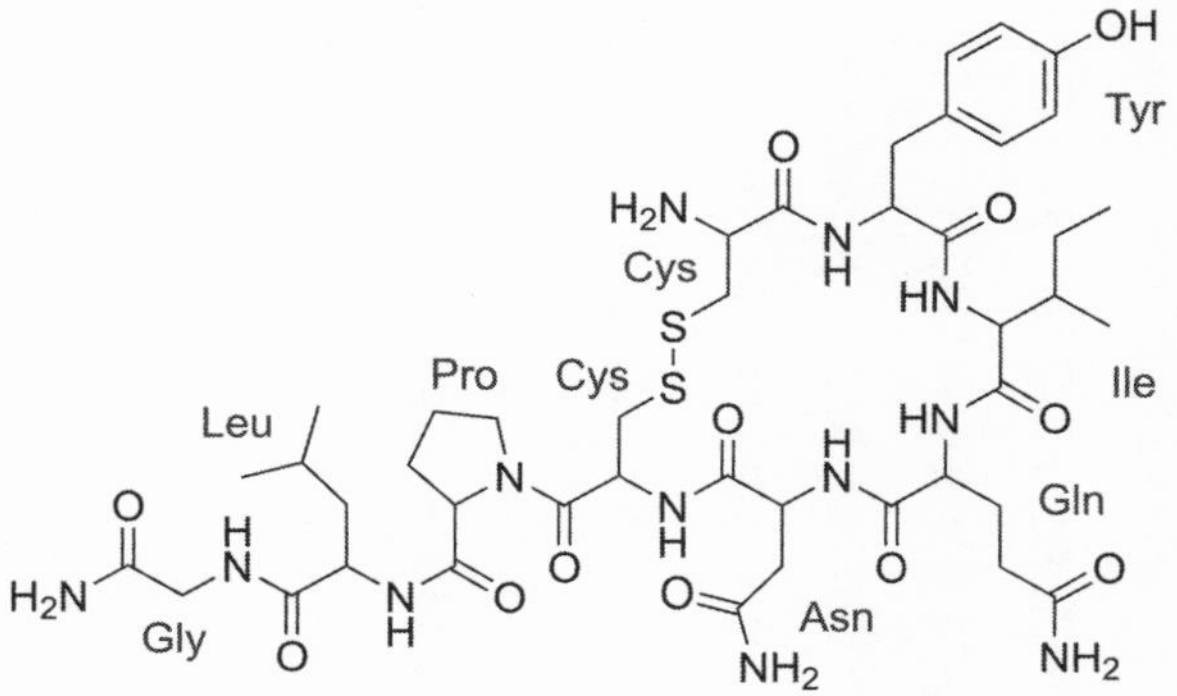

オキシトシンの分子構造

杉丸さんもおもしろい能力があって、相手を見るだけでその人の魂レベルがわかるらしいんです。

彼はそれをピアノで曲にするんですが、私がオキシトシンをイメージしている間に彼が私の状態を読んで、ピアノ曲にしたのがこのCDです。

そして、杉丸さんのジャズライブを聴きに行ったときに初めて会ったのが、『カンタ！　ティモール』を紹介してくれた小向サダムさんだったんです。

保江　なるほど、そこにもオキシトシンつながりがあるわけですね。

それにしても、オキシトシンの分子の形をさっきから眺めているのですが、目と心にやさしいですね。他の分子の構造を見てもやさしいとか美しいとは思ったことがないのですが、これ（オキシトシンの分子構造）は他の分子とは違って、なぜか落ち着く……。

先生、このデザインのTシャツをつくられたらどうですか？

高橋　もうTシャツにプリントして売っている人がいますよ（笑）。ネットで買えます。

保江　やっぱり！　僕の形而上学的素領域理論から見ると、この世の背後にある完全調和の側の働きを、そのまま表わしているようです。

つまり、愛という神さまの働きを一番素直に反映している物質が、オキシトシンなんでしょうね。

註：形而上学的素領域理論とは？

日本人初のノーベル賞を受賞した理論物理学者湯川秀樹博士が晩年に提唱した空間の超微細構造についての革新的な理論が素領域理論。完全な対称性を持つ完全調和の世界が、自発的対称性の破れによって空間の最小構成要素となる素領域を発生させ、その素領域が集まったものが宇宙空間となるとするのがその骨子。

保江はこの素領域理論を発展的に継承し、さらに「あの世」や「霊性」といった形而上の領域にも適用可能であると考えることから、湯川博士の素領域理論に対して、形而上学的素領域理論と命名している。

高橋　確かに。量子の世界が可視化されるような、今はそんな時代なのかもしれませんね。

保江　そういえば、安倍晴明《あべのせいめい》がついている少年によると、特に今年は、自我が強くて「私が世の中を変える」などと息巻いている人たちが全部ダメになると、晴明が教えてくれたそうです。

今までは、「俺が」、「私が」、という表だって目立ちたい人たちが引っ張ってきたんだけれど、今年はそういう人たちがみんな消えるんですって。

高橋　ほぉー、そうですか。

保江　だからこれからは、仲間が大事。

東ティモールの人たちのような、オキシトシンで結ばれた「仲間の力」がものをいう時代になるということなんでしょう。

ということは、これからは「私がこうしたああした」ではなくて、「オキシトシンがそうさせた」といわなくちゃいけない（笑）。

この分子構造を見てなぜだかとても落ち着くのは、オキシトシンそのものが愛と調和の形をしているからでしょう。これ以外の分子の構造は、調和の度合いが低いからあまり美しいとは思えないし、じっと眺めていたいとも思わない。

高橋　美しい女性がいると、ついつい見とれてしまうような感じですかね（笑）。

保江　まさに、そのとおりです！　別に下心があるわけじゃなくても、美しいと感じるものには素直に惹かれるし、そこでオキシトシンがたくさん出るわけですね。それも、仲間意識。

さきほど『カンタ！　ティモール』の女性監督のことを先生が、「観音さまのよう」とおっしゃいましたが、ぜひお会いしてみたいですね。

高橋　本当に、とても素敵な女性です。

そもそも、彼女が東ティモールに行くきっかけとなったのは、自分が住んでいる地域の森が破壊されているのが幼な心に傷ついて、高校を出てすぐにカナダのネイティブアメリカンの人たちに会いに行ったということなんですね。

そこで、「太平洋を囲む地域には、大地を母と呼ぶ民族が多くいるから、彼らに会ってくるといい」と教えられたからだそうです。

それで彼女は、沖縄やポリネシア、ハワイなどの10ヶ国近くを訪ね、ネイティブハワイアンの人から東ティモールが独立するということを教えてもらって、日本に帰ってから調べてみた。

そうすると、かつて日本が占領していた時代があったことや、石油目あてにいろんな国が利害関係にあることがわかりました。

そして、2002年5月に、新しい東ティモールが生まれる独立記念の祝賀式を見にいったそうです。

当時、彼女は大学4年生で就職先の内定も決まっていたのに、就職よりも新生東ティモールをお祝いすることを選んで現地に飛んだわけですが、その祝賀式ですごく穏やかなメロディでやさしさに満ちあふれている青年の歌声を耳にしました。

そのメロディが頭から離れなかったので、翌年再び現地を訪ね、2度目の独立記念日に出会ったのが、青年アレックスだったんです。彼が、その歌の歌手だったんですね。

保江　なるほど、そんないきさつがあったんですね。

オキシトシンの分子構造は完全調和のひな型を表わしている!?

高橋　（スマホの画面を見せながら）ちなみに、これがオキシトシンの分子構造を描いたTシャツです。

保江　ほー、よく見ると、日本列島の形にも似ていますよね。

左右対象ではないけれど、目にやさしいし、この構図自体が心地いいんです。

きっと、この図を壁に貼っておいてもみんな飽きないんじゃないかと思います。自然に眠りに導かれるような感じで、おそらく、脳波とも関係しているんじゃないかと……。

そういえば、先ほど業捨を受けてもまったく痛がっていなかった女性の話をしましたが、「なぜ痛くないの」と聞いたら、「神さまとつながっているときはシータ波になるので」ということでした。

ご存知のとおり、シータ波はリラックス時に出るアルファ波よりもさらに眠りに近い脳波ですが、もしかしたら、このオキシトシンの形を見ているだけでシータ波が出るんじゃないでしょうか。

分子構造を見ているだけで心が落ち着くなんて他にないですよ。

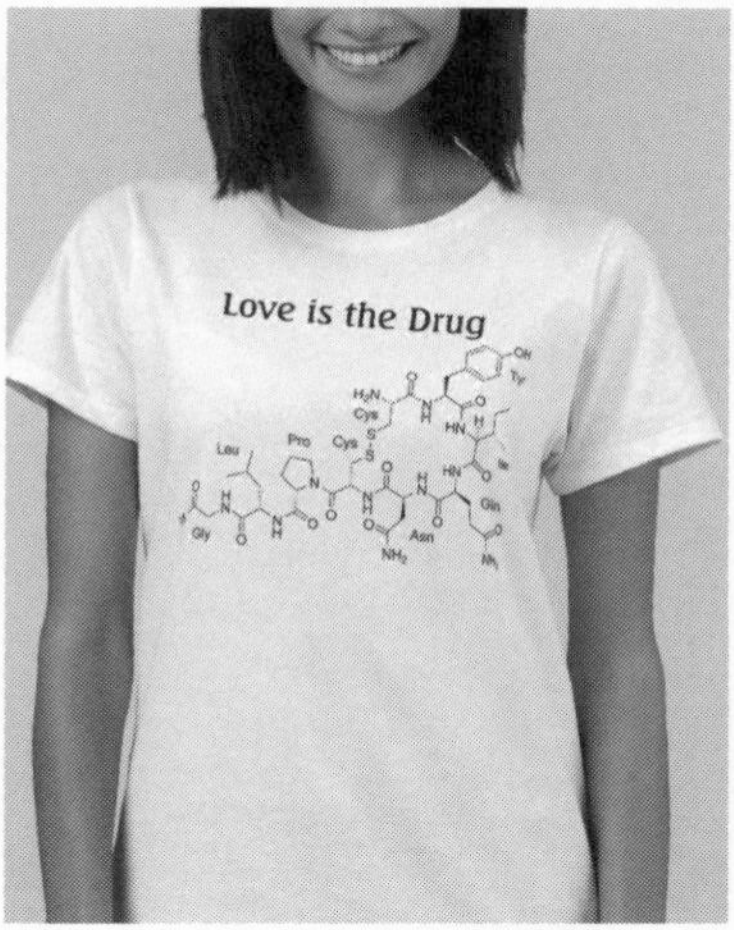

オキシトシン分子構造Tシャツ

神聖幾何学のように、完全調和のひな型のようなものを物質として表わしているのが、このオキシトシンの分子構造のような気がします。

高橋　そうかもしれませんね。昔から、「恋をすると女性は美しくなる」というのもオキシトシン効果に違いありませんから、もしかしたら、心が惹かれるというのは、オキシトシンの分子構造と共鳴し合っているのかもしれませんね。

保江　はい。男は、恋をすると若くなる（笑）。

高橋　実際、オキシトシンをたくさん出すには男女のふれあいが一番いいわけですが、相手が「気持ちいい」と感じるようなやさしいふれ方をするのがコツですね。

保江　やっぱり！　男性はいきなり「愛してるー！」（抱きつく）ではなくて、まず最初は女性に対して思いやりを持って、やさしく接していくのが一番よいわけですね。

　すると自然に女性側にもオキシトシンが出てきて、徐々に接近していくことで信頼感も増して、お互いの距離が縮まっていく。

高橋　そうです、焦らず、あわてずに（笑）。

保江　初めから思いやりだけを持って接していれば、相手に警戒されることもないでしょう。思いやりというのは、相手のことも自分のことのように大切にする気持ちだから、自然に境界がなくなるんですね。

高橋　そうですね。お互いにオキシトシンが出て、絆や一体感が育まれる。だから、「幸せホルモン」とも呼ばれているんです。

保江　その点、芸子さんや舞妓さんたちは、オキシトシンの達人といえるかもしれませんね。僕の経験からいっても、お座敷遊びはフルにオキシトシンを分泌させてくれますから（笑）。

毎日遅くまで仕事に追われているサラリーマンの男性陣たちも、お座敷遊びに興じることができれば、疲れも吹っ飛んで元気になれるのにと思います。

もちろん、お相手がプロでなくても、親しい間柄の男女や仲間でワイワイ楽しめる機会がもっと増えれば、うつになる人も減るんじゃないでしょうか。

高橋　うちのクリニックの患者さんも、うつの人が多いんですが、ご婦人にもあえて、「夫婦関係はどうですか？　身体的にもふれあっていますか？」と聞くことがあります。そうすると、

「いや、今はまったくありません」と答える人がほとんどです。ふれあいや性交渉がないという夫婦がとても多い。

でも、心が通ったセックスは一番オキシトシンを出すので、「奥さんのほうから誘ってみたらどうですか?」と、セックスの大切さについてお話しするようにしているんです。

保江　そういえば、僕の道場にも70代の女性の門人が何人かいるんですが、彼女たちが若い男性と稽古をすると、帰り際に、「この道場に来ていたらもう旦那なんていらないから」と、満足そうな顔でいっています。
これも、オキシトシン効果なんでしょうね。

高橋　セックスパートナーではなくても、肌のふれあいだけでもオキシトシンは出ますからね。

私はよくセミナーなどで、「A、B、C、D、E、F、G、H、その次は何ですか?」と参加者に聞くんです。

一瞬、みなさんキョトンとした顔をするんですが、そこですかさず、「Hをすると I（愛）になる」と冗談ぽくいう（笑）。

実際、エッチをするとオキシトシンが出て愛が深まるので、そんな話をするようにしているんです。

聞くところによると、セックスパートナーがいなくても、最近は、女性が自分の膣をケアすることでオキシトシンを出す方法も広がっているそうですが……。

保江　そういえば、僕も『英雄スイッチ』の本の第2弾を出す関係で、女性100人くらいにアンケートを取ってもらいました。

その中に、「日本製の絹のふんどしを履くようになってから、黒ずんでいた膣の色がピンク色になった」という女性がいました。

たぶん、ゴムで締めつける一般的な下着から、ゴムを使わないふんどしに代えたことで、筋肉が緩み、風通しもいいこともあって膣の状態までよくなったということなんじゃないかと思います。

いつも着物を着ていた昔の女性たちが、下着をつけていなかったことを思えば、納得できますね。昔は、新生児が少なくなって人口が減っていくという問題もなかったでしょう。膣の状態がよいと、セックスもより楽しめていたのではないかと想像できます。

その女性は、ふんどしに変えてから自分自身も変わったと記していました。

それと、銀座の一流クラブの女性たちにもインタビューをさせてもらったんですが、やっぱり彼女たちのお客さんに対する声のかけ方や接客の仕方は、普通のお店とは違っていました。京都の芸子さんたちと同じように、そつなく男性の英雄スイッチをオンにしてくれる達人でしたね。

高橋　一般の女性たちも、オキシトシンレベルを上げるためには、締めつける下着をやめてふんどしに変えて、膣ケアをするのがお勧めかもしれませんね。

保江　僕も、膣ケアを勧めている女性たちに理由を聞いたんですが、旦那さんや彼氏のセックスがヘタだからだといっていました。

自分たちがこうしてほしいという気持ちに、相手の男性が応えてくれない、と。

しかも自分たちでいろいろと研究して、バイブレーターまでつくっていました。

そんな膣ケアが、今どんどん口コミで広がっているようです。

Part 4

愛情ホルモンは「思いやり」と「ふれあい」であふれ出る

女性と男性では、セックス時のオキシトシンの出方が違う

高橋　実は、男女のセックスに関するオキシトシン調査の論文もあるんです。

女性は、セックスが始まってから徐々にオキシトシンレベルが上がっていって、オーガズムのときにオキシトシンも最高潮に達する。

それに対して、男性は最初からずっと低いレベルのままなんですが、射精のときだけいきなりオキシトシンがピークになる。

つまり、女性と男性ではセックスをしているときのオキシトシンの出方が違っているんですね。ということは、お互いにオキシトシンのピークが一致するのが最高のセックスであって、そのためには前戯にたっぷり時間をかけ、男性も女性と一緒に徐々にオーガズムに達するのが理想です。

ところが、男は早く相手をものにしたいというマーキング本能や、あちこちに種を蒔きたがる本能があるので、どうしても一方的で自己満足的なセックスになりやすい。そこが女性にとって、大いに不満なんでしょうね。

保江　小手先のテクニックではなくて、そこに女性に対する思いやりがあるかどうか、ですね。

セックスにおいても、まず思いやりを持って時間をかけてアプローチしていくことが、お互いのオキシトシンレベルを上げつつ同じピークを迎えることにつながる。

日本でも、膣ケアを実践している女性が増えているということは、特に今の若い男性には、そんなことを学ぶ機会がほとんどないからかもしれない……。

これはオキシトシンの危機にもつながるので、ぜひ徳先生に一肌脱いでいただかないと（笑）。

高橋　「セックス外来」、やりますか！（笑）。

それと、オキシトシンの見知からすると、ペットとのふれあいなどでもオキシトシンがたくさん出ることから、一人暮しの女性が動物を飼うケースが多いのかもしれませんね。ヒトは裏切るけれど、動物は裏切りませんし。

それと、私たちが行った調査で、アロマセラピーなどでもオキシトシンが出ることがわかっています。

アロマトリートメントの前後で、施術を受けた14名中12名がオキシトシン濃度が上がり、施術をしたセラピストの側も9名中7名の濃度が上がっていました。

これは、相手への思いやり、そして心地良いタッチと香りの相乗効果だと考えられます。

おもしろいのは、施術を受けた人だけでなく、セラピストのほうもオキシトシン濃度が上がっていたことです。相手の痛みを取ってあげようとか、リラックスしてほしい、元気になってもらいたいという愛のこもった気持ちで施術をすると、それだけオキシトシンレベルが上がるんです。

保江　やはり、思いやりなんですね。

高橋　そう、思いやりの気持ちでやさしくふれてあげるだけでもいいんです。

うちのクリニックでは鍼治療もやっているんですが、患者さんに鍼を打った後に軽くマッサージをするようにしています。

ところが、一般的な医療現場では、どこに行っても患者さんはふれられることがない。医者はずっとパソコンに向かってデータばかり見ていて、患者さんの顔をしっかり見ようともせずに、ただ薬を処方するだけです。

これでは、オキシトシンも出るわけありませんよね。

それよりも、ちゃんと患者さんの目を見て話を聴いてあげて、

「このくらいなら、放っておいても治るから大丈夫」といってあげたほうがよっぽどオキシトシ

ンが出ますし、免疫力も上がるんです。ほとんどの場合、薬も必要ありません。

保江　僕の知り合いのドクターが、山梨県のある病院に勤務することになったのですが、その入院患者の回復率があまりにも悪かったので、院長や看護師長には内緒で、男の患者さんには、

「この病院は、どの看護婦さんのお尻を触ってもいいんだよ」と告げたそうです。

そうしたら、男性患者たちがみんな看護師さんのお尻を触るようになったという（笑）。看護師長から、「先生、なにか変なことといったんでしょ」と追求されたものの、実際に回復率が急に上がってしまった。すっかり元気になってもう退院できるのに、その患者さんたちは退院したがらなかったそうです（笑）。

そのドクターは、今は都内でアンチエイジング専門の医療を行っていますが、クリニックの女性スタッフは黒いミニスーツ、看護師さんもみんなミニのユニフォームを着ているらしいんですね。もう、それだけで治りますよね（笑）。

高橋　はい（笑）。

オキシトシンは、教育の分野などでも注目されています。

例えば、「マルトリートメント」といって、不適切な養育を受けた子どもたちは脳が変形したり萎縮してしまい、その結果、発達障害などのコミュニケーション障害を受けやすいのですが、オキシトシンはそんなマルトリートメントの予防や改善効果もあるんです。

不適切な養育というのは、子どもの前での夫婦ゲンカ、心ない言葉、スマホ・ネグレクト、兄弟間の差別などですが、そんなマルトリートメントが与える脳へのダメージについて脳科学的な見地から研究されているのが、福井大学の小児精神科医の友田明美先生です。

友田先生の『子どもの脳を傷つける親たち』は大反響を呼びましたが、最近はこんな本、『親の脳を癒やせば子どもの脳は変わる』（共にＮＨＫ出版新書）も出されています。

今は、親も自分の親によって脳にダメージを受けていて、そのマイナスの影響が子どもにも連鎖しやすいわけですが、親がオキシトシンをたくさん出すことで癒やされれば、子どもの脳もダメージを受けることなく、母子間の連鎖を止めることができる、というわけです。

幼い頃からオキシトシン濃度を高めれば虐待や「不適切な養育」を防げる

高橋　友田先生方の研究によると、マルトリートメントを受けた子ども、マルトリ児は、オキシトシン受容体のDNAの一部が、同年代の子どもに比べてより化学修飾（DNAメチル化）され、オキシトシンの働き方が異なっている可能性があることから、オキシトシンを増加させるというケアは、マルトリ児の脳の未発達の予防や精神疾患のリスクを低下させるなど、まったく新しい治療法への道になることが期待されています。

また、友田先生方が、健常な乳幼児を対象に、唾液中のオキシトシン濃度とオキシトシン受容体遺伝子の測定を行ったところ、オキシトシン濃度と社会的情報（人の顔刺激）への注視時間との間に、相関関係があることもわかっています。

保江　つまり、赤ちゃんがお母さんの目を見つめている時間とオキシトシン濃度は比例関係にあると。

高橋　そうです。読み聞かせのときなどに、赤ちゃんがお母さんの顔をじっと見ている時間は、オキシトシン濃度が高いほど長いんです。

オキシトシン濃度が高い子どもほどお母さんの顔をよく見ているので、お母さんとの愛着が育まれて、母子共にオキシトシンレベルが高くなる。

その一方で、赤ちゃんが成長するにしたがってオキシトシン濃度は低下していきます。ですから、お母さんはできるだけ赤ちゃんの目を見ながら可愛がって、双方向でオキシトシン濃度を高め合うことが大事で、それがマルトリートメントの予防にもなるんです。

もちろん、これは大人同士でも、また、相手が動物であっても同じです。

保江　それでですか、なるほど！

だから日本では、昔から性交渉のことを「目合ひ《まぐわ》」といっていたんですね。つまり、目と目を合わせていないのは、セックスではないわけだ。

高橋　あー、なるほど！

目と目を合わせるから目合い。思いやりを持って見つめ合うことで、オキシトシンが出やすくなりますからね。

友田先生も警鐘を鳴らしているように、今は子どもの虐待やマルトリートメントが日常的に行われていて、その親自体もマルトリートメントを受けていることから、多くの人がオキシトシン不足に陥っています。

マルトリートメントと関わりがない人でも、やはりふれあい不足、愛情不足に陥っている人がとても多いようです。

この現状をなんとかしないといけない。

そのためには、昔からの日本人の暮らし方をもう一度見直したり、東ティモールの人たちのように、みんなで助け合って子育てをしていくのがいいんでしょうね。

保江　そうですね。人と人、人と動物がお互いに見つめ合うことでオキシトシンが出るという話は、とても附に落ちます。

僕も2年ほど前に、淡路島で福祉乗馬クラブの「五色ホースクラブ」を運営している理事長の滝本眞弓さんから頼まれて、何度かその乗馬クラブで講演をしたのですが、講演料の代わりに福祉乗馬用の馬に乗せてもらいました。

普通の馬以上に、とても人にやさしくて穏やかな馬たちなんです。鞍を載せていない裸馬なんですが、想像するほど乗りづらくはありません。

自閉症などの子どもたちが乗っていると、みるみるうちに元気になっていく……、そんな実例がたくさんあるようです。

一番すごかったのは、年齢は中学生くらいなのに知能は2歳児のままという発達障害で心臓病のある子どもを乗せたところ、自分では寝返りも打てなかったその子が、首を上に持ち上げてちゃんと馬に乗って揺られていたというんですね。それを見たお母さんは驚いて、涙を流して喜んでいたそうです。

僕も、馬に見つめられてから乗るとすごく緊張がほぐれて、まだ数回しか乗っていないのに、スピードがかなり出てもすごく安心感があって、自然と人馬一体になれました。

たぶん、そのときにもオキシトシンがたくさん出ていたんじゃないかと思うんです。

だからこそ、医療や福祉にも大きな効果を発揮するんじゃないかと。

高橋　そうでしょうね。ホースセラピーというくらいですから、馬は本来的にやさしさを持っていますよね。

保江　特に目がやさしい。まるで、宇宙をのぞき込んでいるような大きな瞳です。

高橋　犬を使ったアニマルセラピーなどもそうですね。

犬を撫でるだけでも、オキシトシン濃度が高まることがわかっています。それに、犬の唾液を採って調べると、撫でられているときにやはり、オキシトシン濃度が上がっているんです。

飼い主がペットとアイコンタクトをしているときや、男女がセックスをしているときも同じで、先生がいわれたようにお互いに目を見つめ合うことはとても大事なんですね。

昔から、「目は口ほどにものをいう」というのも、オキシトシンというバイオマーカーを使えば、ちゃんと裏づけられるわけです。

保江　それが「目合い」。昔からわかっていた日本人は、やっぱりすごいなぁ。

高橋　歌舞伎でも目が大事で、目を見開いて静止する、いわゆる「見得《みえ》」や「にらみ」も、きっと何か特別な意味があるんでしょうね。

過去世の縁で、ミッドウェー海戦時の艦長役で映画に出演

高橋　実は、何を隠そう私も若い頃俳優をやっていたんです（笑）。昔、イギリスのBBCが制作した『歴史を変えた一瞬』という番組に出演したことがあって、そのときの役がミッドウェー海戦のときの大日本帝国海軍連合艦隊の空母「飛龍」の艦長、山口多聞少将だったんですよ。

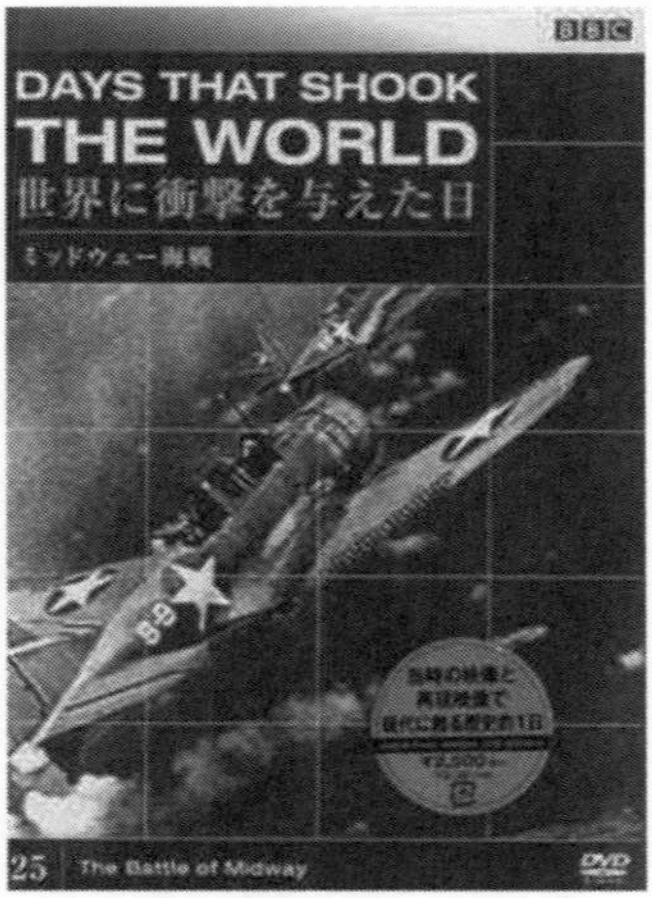

BBC 世界に衝撃を与えた日 -25-
〜ミッドウェー海戦〜【ＤＶＤ】
・言語　英語 , 日本語
・字幕　日本語
・ディスク枚数　1
・販売元　キュービカル・エンタテインメント
・発売日 2007/01/25
・時間　50 分

ご存知のように、ミッドウェー海戦で日本海軍は空母4隻、航空機約300機を失うという大損害を受け、その後の太平洋戦争のターニングポイントとなりました。

山本五十六《いそろく》連合艦隊司令長官によるハワイ攻略の思惑や、アメリカの空襲によって帝都、東京が空襲に遭ったことから、ミッドウェー作戦が命じられたわけですが、敵空母の殲滅《せんめつ》とミッドウェー島攻略の二つの目的が与えられたために、実戦経験のない南雲忠一中将は混乱しました。

片や、「飛龍」の山口少将は山本五十六に継ぐナンバー2の実力者で、ミッドウェー島を爆撃途中、米空母部隊を発見した際、南雲中将に対して米空母への攻撃を進言したものの、南雲中将は先に飛び立った攻撃部隊の燃料切れを心配して、部隊の収容を優先させました。

ところが、その途中で米航空機の攻撃を受けたために、「飛龍」以外の3隻の空母、「赤城」、「加賀」、「蒼龍」が撃沈されます。

そこで、山口少将は米空母に反撃し、3隻のうち1隻を大破させます。

一方、「飛龍」も攻撃を受けたため、山口少将は総員に退艦を命令し、自分は最後まで艦と運命を共にしながら、1942（昭和17）年6月6日午前6時6分、海中深く沈んでいきました。結局、ミッドウェー作戦は失敗に終わったわけです。

なぜ私が空母の艦長役に応募したかというと、実は、私の直近の過去世が、そのミッドウェー海戦で亡くなった日本の海軍兵だったからです。

私が20歳くらいの頃、チャールトン・ヘストンが主演のミッドウェー海戦の映画を観たとき、なぜか悔しくて悔しくて、夜、眠れませんでした。後になって、知人の霊能者から、私の直近の過去世がそのときの戦いで亡くなった日本海軍の兵隊さんだったと教えてもらって、すごく納得がいきました。

そのときに、「船の中で黙ったままじっと海を眺めている姿が見える」といわれたんですが、部下から、「上官、早く攻撃の指示を出してください」と詰め寄られたものの、もう反撃のすべもなく撃沈されることがわかっていたので、ただ黙って海を見ていた、それが過去世の私の姿だったんです。

ちなみに、そのときの部下が今のかみさんらしいです（笑）。

保江　いやいや、すごい話ですね。あのとき、南雲中将が山口少将の進言どおりに爆弾を積んだまま米軍の空母を攻撃していたら、その後の戦況はまったく変わっていたでしょうに。

高橋　そうですね。そのときに爆弾を魚雷に積み替えたりして、アタフタしている間に敵の空母にやられたんです。山口少将は、そのまま突っ込んで敵の空母の甲板に爆弾を落とせば勝てると踏んでいた。

ところが、実戦経験のない南雲中将にはそれが受け入れられなかった……。結局のところは、それが敗戦の理由だと思います。

保江　だから、勝てると確信していたのにそれが叶わなくて落胆した山口少将は、最後に自ら死を選ぶことによって、南雲中将に抗議をしたんですよね。

高橋　よくご存知ですね。

保江　あのとき、ミッドウェーで勝っていたら、日本は太平洋戦争で、アメリカに勝てていたんですよ。

高橋　そう、あの一瞬の判断ミスがなければ……。それまでは連戦連勝でしたから。
残念ながら、日本には優秀なトップリーダーがいなかったのが、敗戦の最大の理由だと思います。

私の過去世を見てくれた霊能者によると、今の私の生き方に一番色濃く残っているのは、さきほどお話したインディアンの酋長をやっていたときらしいんです。

そのときに白人（西洋人）たちがやってきて、この土地を開発してうまくいったらお互いに半分ずつ分け合おうと持ちかけてきたんですが、インディアンの酋長であった過去世の私は、この土地はもともと、先祖代々受け継いできたものなので、白人の意図をはかりかねて、書類にサインをしてしまった。

ところが、2、3年後、白人たちが勝手にその約束を破ったといって、酋長が「この土地から出ていけ」と追い出そうとしたことから争いになり、結局、武器という力を持った白人にインディアンは皆殺しにされ、白人がインディアンの土地をすべて奪い取ってしまったんです。

霊能者がいうには、今世で私がアメリカに行ったのは、過去世で失ったその土地を取り戻したいという気持ちがあったからだそうですが、「でも、それは違う」と釘を刺され、「あなたの今生の目的は、何が真実で何がウソかを見極めること。そして、それを大衆に知らしめることです」とはっきりといわれたことで、自分の使命に気づいたんです。

もちろん、私はそれ以外にもいろんな時代にあちこちに生まれ変わっているし、もっと遡れば私も宇宙から来ています。

今、地球が、本当に大変な時期です。

特に今年は危機が迫っていて、へたをすると来年くらいに地球が滅ぶかもしれない。

だから、なんとかして地球を救おうという思いで、いろんな人が今、地球に、そして日本に降りてきているんじゃないかと思います。

保江　まさに、今年がラストチャンスらしいです。

高橋　私も、いろんな人からそんな話を聞いています。新型コロナウィルスにしてもその前兆かもしれない……。

今、セックスレスなのに子どもを出産している女性たちが増えているというのも、それと関係しているんじゃないかと思いますが、先生、その辺についてはご存知ですか?

保江　はい、池川明先生が、そのようなことを本に書いたりされているそうですね。具体的な例は、僕の周りにはありませんが……。

高橋　池川先生がその本（『セックスレスでもワクワクを求めてどんどん子宮にやってくるふしぎな子どもたち』ヒカルランド）を書かれる2、3ヶ月前にお会いしたときに、その話が出たんです。

セックスレスなのに妊娠した。最初は、奥さんが浮気をしてできたんじゃないかと疑っていた旦那さんも、いざ、奥さんが出産してみたら自分にそっくりな赤ちゃんだった、なんていう話を聞いていて、思わず私も「実は、うちもそうなんです」といったんです。

私たち夫婦には二人の子どもがいたので、かみさんはもう子育ては終わったと思って、テニスをしたりして自由に過ごしていたんです。

そうしたら、いつの間にか妊娠していることに気づいて、でもまったく身に覚えがないので、「堕胎する」といってきました。

もちろん、私もまったく身に覚えがなかったんですが、「せっかく授かったんだから、産んだらいいやん」といって、かみさんに産んでもらった。すると、生まれた子が私にそっくりだったんです（笑）。

保江　へぇー、そのお子さんは、そのことを知ってらっしゃる？

高橋　そんなこと、本人にいえませんがな（笑）。

でも、保江先生も本に書いてらっしゃるように、そもそも魂に肉体が宿るんだから、セックスレスで子どもができても何も不思議じゃない。

保江　そうそう。まず完全調和の側に魂があって、そこに3次元の側の素粒子が集まって身体ができるので、「魂が肉体をつくる」ともいえるわけです。

実は、セックスレスではありませんが、僕も似たような経験をしているんですよ。

僕の歴代の美人秘書二人が結婚をして、それぞれの旦那さんとの間に子どもができたというので、まだ彼女たちのお腹が大きい時期に、僕がお腹の子どもに向けて気を送ってあげました。そうすれば、お産が楽になるとわかっていたからです。

5分間ほど彼女たちのお腹に向かって手をかざしていただけなのですが、臨月になって彼女たちが無事出産をして、それぞれの赤ちゃんを見たら、彼女たちもびっくり、僕もびっくり！なんと、その子たちの髪の毛が僕の髪とそっくりだったんですよ（笑）。

もちろん、僕とはまったく血のつながりはないのですが、彼女たちも彼女たちの旦那さんたちも髪の毛はきれいなストレートなのに、その二人の赤ちゃんだけは僕と同じように髪の毛がクルクル巻きだった。

だから、僕はその子たちが可愛くてしょうがないんです（笑）。

高橋　それはすごい（笑）。さっきお話した、私が酋長時代に本妻だったという霊能者の女性も、実はセックスレス妊娠をしているんです。

彼女はシングルマザーで、三人のお子さんを育てていてパートナーはいなかった。それが、私たちがつくったオキシトンが出るCDを聴いた後、不思議な夢を見て、その翌日、宿泊先のホテルの窓に突然白いハトが現れて、じっと彼女のほうを見ていたらしいんです。

そのハトが気になったので、「白いハト」とネットで検索したら、「受胎告知」とあって、「まさか⁉」と思いつつも念のために薬局で妊娠検査薬を買って検査してみたら、なんと陽性反応が出た。

保江　確かに、白いハトは、聖母マリアに受胎告知をするときに大天使ガブリエルと共に現れた聖霊ですからね。

高橋　それで、彼女が初めてうちのクリニックに来られたんですが、そのときは、セックスレスで子どもができることもあるらしいと告げ、知り合いの産婦人科を紹介したんですが、2度目に来たときには、

「徳先生、産婦人科の検査で確かに妊娠しているといわれました」と。

そこで、まだ2回しか会っていないアカの他人の私が、

「そうか、じゃあ私がその子を認知したる」といったんです（笑）。

私と彼女の過去世の関係が酋長と本妻だったというのは、そんないきさつがあった後で知ったことですが、もしかしたら、過去世で二人の間に子どもが持てなかったから、今世でセックスレス妊娠という形になったのかもしれません。

後で聞いたところ、その胎児は残念ながら自然流産してしまったそうですが……。

地球を救うために送り込まれている「愛の戦士」たち

保江　それはすごい話ですね。実際にセックスをしなくても、霊魂の働きによって胎児が物質化するという。

そうなると、セックスレスで生まれた子どもたちは誰々の子ではなくて、みんなの子、みんなが仲間になるでしょうね。

そうしてでも、なんとかして地球を救わなきゃいけないという時代なのかもしれない。

あの世の側の霊魂が上から見ていて、この世の側の男女が受精卵をつくる行為をあまりしないので、それではいつまで経っても地球救済のための人材を送り込めない。

だから仕方なく、魂が自分で受精卵をつくって、母親から栄養をもらって生まれてくる。

つまり、もう待っていられないから、たくさんの愛ある魂たちがこの世にやってきているんでしょうね。

高橋　なるほど。そういうふうにして、神さまは地球を救うために「光の戦士」「愛の戦士」たちを送り込んでいるんですね。

対して、逆の立場の闇の勢力やサタンたちはそうされては困るので、愛の戦士たちを潰そうとしている。今、病院で薬漬けにされている発達障害の子どもやうつの人たちはその犠牲者なんじゃないかと思います。

片っ端から「障害」や「病気」というレッテルを貼ってどんどん薬を投与し、彼らの生命力を奪っている。これをなんとかしないといけません。

だから、私はこれから薬を飲まなくてもいい形で、うつや引きこもりの人たちを治療する施設をつくる予定なんです。

保江　ほぉ、それはすばらしい！

高橋　グループホームという形ですが、引きこもりの人たちを集めて合宿生活をしてもらう。みんなで畑仕事をしたり、体操や運動をしたり、カラオケを楽しんだりしながら共同で暮らすようなイメージです。

共同生活をすることでオキシトシンがたくさん出るので、生命力も高まってうつの人も元気になると思います。

今、日本の精神病院で、入院中に亡くなっている患者さんが、約3万人もいるんです。もともと身体の病気でもないのに、なぜ死んでしまうのか？

それは、医者が薬漬けにしているからです。いろんな薬を大量に飲み続けていると、心臓の働きが低下します。それに、ちょっと暴れただけでもすぐに縛り付けて動けなくする身体拘束も、日常的に、平然と行われています。拘束されても暴れようとする動きにより、血栓ができたり、脳梗塞を起こしやすくなるんです。

あるいは、薬のせいで腸の働きが悪くなって、ひどくなると口から便が出たりする、そんな悲惨なことがしょっちゅう起きているんです。

保江　先生、徳島にいらっしゃる精神科医の中西昭憲先生（医療法人中西会クリニック釈羅院長）のことはご存知ですか?

高橋　いや、存じません。

保江　その中西先生も、鍼治療やプラセンタを使って薬に頼らない精神科治療をされているんですが、孫娘のようなお若いパートナーがいるせいか、70過ぎでもとてもお元気でご活躍されています。

その先生が入院患者さんに、なんと、博打《ばくち》をやらせているんです。博打も、使いようによっては医療や福祉に役立つということなんですね。

中西先生は日本カジノ健康保養学会の代表で、これから淡路島に医療・福祉のためのカジノをつくられる予定だそうなので、よければ一度ご紹介します。

高橋　そんな先生がいらっしゃるんですね。機会があればぜひご紹介ください。

私のほうから、ぜひ先生にお聞きしたかったことがあります。

先生も対談されている臨死体験者の木内鶴彦さんがおっしゃっているように、死後、自分という存在はなくなって宇宙全体に吸収されていくのでしょうか？

そこでもし、「個」というものがなくなるとすれば、個としてまた生まれ変わるという輪廻転生はないということになるのではないかと思うんですが、その点はいかがですか？

保江　実は今年の1月、僕と、安倍晴明がついている少年、そしてイエス・キリストや亡くなられた僕の師であるエスタニスラウ神父さまとつながっている霊能力者の女性という三人で会いました。

そのとき、安倍晴明、イエス・キリスト、エスタニスラウ神父の三者会談になったんですが、あの世の仕組みについても教えていただけたんですね。

それによると、死んで間もない頃は、まだ自分という概念が残っているので、木内さんのように過去や未来などいろんなところに行ける。

でも、そのうちに僕がいうところの完全調和の側、つまり神さまの世界に合体・吸収されてしまうそうで、木内さんがいっていたのはそのことです。

彼の場合は、宇宙（「膨大な意識」）に吸収される前に、意識的にこの世に戻ってきたのですが、戻れなかったらそのまま吸収されるので、そうなると個としての自分という概念はなくなって、完全に神さまと一体化するようです。

ところが、その人が持っている記憶や情報自体はなくなることはないそうで、それらすべてが神さまの霊的な情報として記録される。

そして、この世で70年ぐらい経つと、神さまの情報の一部が魂を通してそれぞれの人間の身体に振り分けられる。つまり、この世の人間側からすると、神さま情報の断片を一人ひとりが選んで持ってくるということです。

ただし、そのときにあの世から持ってくる断片情報は、僕なら僕が死んだときに残した情報とは限らない。複数の人たちが残した情報が集まったものを持ってくる場合もあるようで、どんな情報を持ってくるかは、その人の今生の目的によって選択されるそうです。

ですから、徳先生の中にある、インディアンの酋長やミッドウェー海戦時の兵隊さんなどの記憶も、今生の先生の目的に必要な情報だからこそ、持ってこられたんでしょうね。

高橋　ということは、あの世から持ってくる情報は、過去の自分の人生の記憶であったり、他の人の人生の情報であったりするわけですね。

保江　そうです、そうです。でも、一度死んだ時点で「自分」という概念意識は放棄しているので、そうなると、あの世においてはもはや個の意志というのもないわけです。

つまり、あらゆる情報がすべて、神さまの御意志によって収拾・選択されているということです。

それを人間の側から見ると、各自が神さまの一部である霊魂として特定の情報を持ちながら、一人ひとりの肉体に宿る、それが、私たちということですね。

だから、みんな神の一部であって、みんな魂の仲間なのです。

高橋　私の認識としては、この世で頑張って愛の修行をして、今世ではここまで行ったので、天国の神さまから「お前の来世はここまでが宿題だ」といわれて、また次の人生で愛の修行を重ねる、そんなイメージなんですが……。

保江　そんなふうに魂を個として捉えれば、神さまが個々の魂にそれぞれの課題を与えてくれているといえるかもしれません。その意味では、徳先生に与えられた魂の課題は、なかなか他にはない、とてもユニークなものだと思います。

木内さんの話を聞いたときから、僕も「本当のところあの世の仕組みはどうなってるんだろうな⁉」とずっと気になっていたんですが、三者会談で詳しく教えてもらってからは、「あぁ、結局、全部神さまが決めているんだ！」と思えて、少し気が楽になりました。

まぁ、そんなことがあってから、人から見るとちょっと変わった趣味でも、僕は「きっとこれも何か意味があるんだろうな」と思って、人目を気にせずに、純粋な気持ちで自分の趣味を大いに楽しんでいるところです（笑）。

＊対談日：令和2年2月20日　於：名古屋「クリニック徳」にて。対談は後半に続く。

補筆1　愛情ホルモン・オキシトシンの増やし方　〈高橋　徳〉

ここからは、オキシトシンについての補足説明と、オキシトシンを増やすための具体的な方法について、述べてみたいと思います。

オキシトシンは、視床下部でつくられる神経伝達物質（神経ホルモン）です。

オキシトシンには「授乳」や「分娩の促進」のような繁殖機能を助ける働きの他に、抗ストレス作用や抗不安作用、また、心臓の働きを強めたり、炎症を抑えたり、痛みを軽減するなどといったさまざまな健康維持・回復のための作用があります。

さらには、愛情や絆、信頼感や多幸感などの感情とも密接に関連しており、脳内でオキシトシンが分泌されると、他にもドーパミン、エンドルフィン、セロトニンなどの神経伝達物質が分泌されます。

つまり、オキシトシン神経は、

・脳内の側坐核では、感情を安定させるセロトニンや、意欲や快楽に関するドーパミンの放出を促す

・中脳の水道周囲灰白質では、痛みを和らげる脳内麻薬のエンドルフィンを増やす

・扁桃体では、脳の興奮を鎮める作用のあるGABA（γアミノ酪酸）を増加させる
・脳幹の青斑核や弧束核では、交感神経を活性化させるノルアドレナリンを減少させる
等々の働きがあります。

このようなことから、オキシトシンには、医学的に次のような作用があることがわかっています。

〈オキシトシンの生理作用〉

1．ストレスに強くなる！（ストレスホルモンを下げる・抗ストレス作用）

オキシトシンは、ストレスがかかったときに反応する視床下部―下垂体―副腎系の活性化を抑制します。

私たちがストレスを感じると、脳の視床下部から下垂体に向かってCRF副腎皮質刺激ホルモン）というストレスホルモンが出るのですが、オキシトシンはそのCRFを抑えて、ストレスによるダメージを和らげてくれます。

つまり、オキシトシン濃度が高い人ほど、ストレスに強くなって、困難や逆境に打ち勝つことができるのです。

2．子どもの学力が上がる！

親の抱っこなどのスキンシップが多かった子どもほど、学力が高いという結果を示す調査があります。

子どもの成績を上げたければ、子ども部屋で一人孤独に勉強させるよりも、ハグしてあげたり、「よくできたね」と頭を撫でてあげるなどのスキンシップでオキシトシンを増やしながら、コミュニケーションが取れやすいリビングで学ばせるのがお勧めです。

3．うつ症状を改善して元気になる！（セロトニンを上げる・抗うつ作用）

セロトニンは、「幸せホルモン」と呼ばれ、心を安定させる働きがあることがわかっていて、うつや落ち込みはセロトニンの減少と関連しています。

セロトニンが低下すると、攻撃性が高まったり、不安やうつ・パニック障害などの精神症状を引き起こす可能性があるのです。

オキシトシンは、このセロトニンを増やして精神を安定させ、元気を取り戻す働きがあります。

4．不安を解消し、コミュニケーション力がアップする！（GABAを上げる・抗不安作用）

マウスを使った複数の実験によって、オキシトシンには不安を和らげる作用があることが確認されています。

また、オキシトシンが増えると、血圧が安定し、心臓の健康がよりよく保たれることもわかっています。

さらに、オキシトシンの投与によって自閉症の人の表情が豊かになるなど、コミュニケーション力が高まることが確認されていることから、オキシトシンは共感力を高め、対人関係を良好にしてくれる「絆ホルモン」とも呼ばれます。

5．自律神経のバランスを整え、免疫力がアップする！（ノルアドレナリンを下げる・自律神経調節）

ストレスが溜まると、ストレスホルモンと呼ばれるノルアドレナリンやコルチゾールが過剰に分泌されて、自律神経のバランスを崩すだけでなく、血圧や血糖値が上がりすぎて、結果的に免疫力を低下させます。

ノルアドレナリンは、やる気を高め、集中力や判断力を高める一方で、過剰に分泌されるとイライラしやすくなるため、「怒りのホルモン」とも呼ばれています。

コルチゾールは、ストレスによる脳の機能低下や血糖値の低下などを防ぐ一方で、過剰に分泌されると自律神経のバランスを崩します。

オキシトシンは、過剰なノルアドレナリンやコルチゾールの値を下げる働きがあります。そうすると、自律神経のバランスが調整され、その結果、免疫力も高まって、感染症などにもかかりにくくなり、健康を良好に保つことができるのです。

6．痛みを和らげる！（脳内麻薬を増やす・鎮痛作用）

よく親が子どもに、「痛いの痛いの、飛んでいけ！」といって身体を擦ったりしますが、実際そのときに子どもにはたくさんのオキシトシンが分泌され、痛みのレベルが低減することがわかっています。

その理由は、オキシトシンが出るとエンドルフィンなどの脳内麻薬も一緒に出ているから。つまり、脳内のオキシトシンの量が多いと、それだけ痛みに強くなるのです。

〈オキシトシンの増やし方〉

オキシトシンを増やすための共通のポイントは何かというと、それは「気持ちいい感覚」です。

人から愛されたり、やさしくされる、マッサージを受ける、ペット（同伴動物）とふれあう、気の合う仲間で食事をする、カラオケで好きな歌を歌う、好きな曲を聴く、瞑想やヨーガをする等々、気持ちいいという感覚を味わうことで、脳内のオキシトシン量がたくさん増えるのです。

具体的には、以下の方法によってオキシトシンレベルが上がることがわかっていますので、ぜひ実行してみてください。

◎ふれあい（身体・心）

「手を握る」「抱擁する（ハグ）」「身体を擦る」「寄り添って座る」「寄り添って寝る」「お互いにとって気持ちのいいセックスをする」といった身体的な接触行為（触覚刺激）。

つまり、親しい人との肌と肌のふれあい＝スキンシップやボディタッチは、最も身近で簡単なオキシトシンの増やし方です。

もちろん、ペットとのふれあいも同様です。

また、同じように、心のふれあいもオキシトシンレベルを上げてくれます。

「夫婦の会話」「家族の団らん」「気の合う友人・知人と食事をする」「友達とカラオケに行く」「女子会」等々。

実際に会わなくても、今流行《はや》りのオンライン飲み会もいいですね。モニター越しであっても、お互いに元気な顔が見られれば安心しますし、飲んだり食べたりしながら話が弾んで、みんなのオキシトシンが増えていきます。

それから、「大切な人にプレゼントを贈る」「誰かのために食事をつくる」等々、心が温まるようなふれあいは、オキシトシンを双方向で増やします。

つまり、オキシトシン・スイッチをオンにするのは、相手への思いやり！

ぜひ、思いやりの気持ちを持って、あなたの大切な人たちや動物たちとふれあってください。

◎五感刺激（気功・ヨーガ）

五感（視覚・聴覚・嗅覚・味覚・触覚）への心地いい刺激も、オキシトシンを増やします。例えば、きれいな絵画を観る、好きな音楽を聴く、花の匂いを嗅ぐ、散歩に出かけて季節を感じたり気分転換をする、みんなで楽しく食事をする、適度な運動やスポーツをする、旅行に出かける等々。

心や身体への心地良い刺激によってオキシトシンを増やし、日頃のストレスを軽減させることができます。

また、深い呼吸を伴う気功やヨーガも、五感刺激と共にオキシトシン回路を活性化してくれる、とても有効な手段です。

◎入浴＋ツボ押し

実は、入浴もオキシトシンを増やす手軽な方法です。

リラックスして温かいお湯に浸かると、脳に快適な感覚刺激が伝えられると共に、心理的な刺激が視床下部に伝えられます。

この二つの刺激によって、オキシトシンの分泌が促されるのです。

また、身体のツボを押すことでもオキシトシンを増やす効果があるので、「入浴＋ツボ押し」でさらに効果が高まります。

そこでお勧めしたいのは、「合谷《ごうこく》」と「足の三里」という二つの万能ツボです。

合谷は、手の甲の親指と人さし指のつけ根の骨と骨の間。足の三里は、ひざの外側でお皿の下にあります。二つのツボとも押すとズーンと響くポイントなので、手で押して確かめてみてください。

◎慈悲の瞑想

身体をリラックスさせ、ゆったりとした呼吸と共に静かに心を鎮める瞑想も、オキシトシンを増やすためのとても有効な方法です。

特に近年、米国などで脳科学の視点から「マインドフルネス瞑想」が注目を集めていますが、これは瞑想によってオキシトシンが増加することが、最近の研究で確認されたことも一因しています。

瞑想をする際のポイントは、自分のことよりも他者のことを思うこと。あるいは、自分を生かしてくれている存在に対して感謝をすることです。そうすれば、さらにオキシトシンレベルがアップします。

また、何かを祈る場合にも、他人のことを想って祈りましょう。

そうするとオキシトシンがあふれ出て、結果的に自分自身も自尊心が高まって、心身共に幸せな気分になります。

オススメは、次のようにイメージをしていく「慈悲の瞑想」です。

1、自分が幸せになっている様子をイメージする。
2、自分の親しい人が幸せになっている様子をイメージする。
3、自分の嫌いな人が幸せになっている様子をイメージする。
4、自分を嫌っている人が幸せになっている様子をイメージする。
5、生きとし生けるものが幸せになっている様子をイメージする。

この「Loving Kindness Meditation」（ＬＫＭ）は、欧米の心理学者によって確立されたものですが、ＬＫＭの実践によって、慢性腰痛、心理的苦痛、怒りの感情が和らぐことが報告されています。

◎アロマセラピー

アロマセラピーは、植物から抽出した精油（エッセンシャル・オイル）の香りを使って、マッサージをしながら香りを嗅いでもらうセラピーです。

これは、「匂いの効果」と「触覚刺激の効果」が一度に得られることから、普通のマッサージに比べて、オキシトシン刺激にはより効果的です。

実際に、私どもが行ったオキシトシンの測定実験では、アロマトリートメントの前後で、施術を受けた14名中12名が施術後にオキシトシン濃度が上がり、施術をしたセラピストの側も濃度が上がっていました（9名中7名）。

これは、相手への思いやり、そして心地良いタッチと香りの相乗効果だと考えられます。

◎人に親切にする（ボランティア活動）

オキシトシンは、人を信頼する心や感情を豊かにし、進んで他者を助けてあげようとする心を育みます。

また、人への感謝や思いやりの気持ちを頭に思い浮かべるだけでも、オキシトシンが分泌されることが実験でわかっています。

つまり、人に親切にしたり、ボランティア活動をするとオキシトシンレベルが高まるのです。

実際、科学的な追跡調査によって、「ボランティア活動をすると寿命がのびる」ことが確認されています。

長期のボランティア活動や、いろいろなジャンルのボランティア活動に参加することは、他の人の役に立つことで気分を高揚させ、自尊心を高めて社会的な欲求を満たすと共に、健康寿命をのばす効果さえあるのです。

ですから、年齢に関わりなく、人にやさしく接したり、自分ができるボランティア活動に参加することがとても大切です。

ボランティア活動（ＰＴＡ活動、清掃活動、防犯活動等々）に共通しているのは、いずれも所属するコミュニティとの関連が深く、地域に貢献する、人のために役立つ活動であるということです。

オキシトシンは、心臓血管系を強くし、新陳代謝を円滑に保ち、痛みを和らげ、炎症を抑え、ストレスに負けないなど、自分の健康維持に役立ちます。

そして、人のために役立つことやボランティア活動をすることで、周囲の人にも喜ばれたり感謝されたりして生きがいを感じると、オキシトシンレベルが高まり、多幸感をもたらしてくれるのです。

「もし他人を幸せにしたいと望むなら、他人のことを想いやりなさい。もし自分が幸せになりたいと望むなら、他人のことを想いやりなさい」（ダライ・ラマ14世）。

◎仲間と楽しく過ごす

人間を含む動物にとって、「仲間と睦《むつ》ぶ」（仲良くする）行動は、心の平穏のためにも、また身体の生理機能の安定のためにも、欠くべからざるものです。

反対に、「仲間からの離脱」は強烈なストレス因子となります。

そのようなストレスの重圧から心や身体を守るには、気の合う仲間と仲良く過ごすこと。

それが、オキシトシンを増やして、自他共にハッピーになれる鍵です。

なぜなら、オキシトシンは、社交性にも密接に関係しているからです。

人を思いやったり、人から大切にされたりなど、積極的に人との関わりを持つことが、脳内のオキシトシンを増加させるのです。

仲間と睦ぶ行動の一つに、日本でも昔から行われているお祭りがあります。

お祭りといえば、踊りがつきものです。踊りは、身体を動かすことと音楽を聴くことの両方の良い面があり、みんなで楽しみながら元気になれる社会的な健康法であり、すばらしい智恵といえます。

オキシトシンレベルをアップして、みんなで一緒に幸せ気分を満喫するために、ぜひ楽しく踊りましょう‼

愛のループをもたらし、霊性を高めるオキシトシンパワーを発動せよ！

オキシトシンは、一対一の関係にとどまらず、より多くの人とする積極的な交流によって、その量を増やすことができます。

積極的なコミュニケーションは、ポジティブな感情をわかち合う双方向の行為でもあり、そこでの他者への共感が、血液中のオキシトシン濃度を高めるからです。

実際に人での実験において、共感の気持ちの高まりがあると、「見知らぬ人に対しても予想以上のお金を提供する」という結果も出ています。

このことからわかるように、オキシトシンは、共感を感じたときに現れる生理学的特徴の一つであり、相手や仲間に対する寛大さをもたらします。

つまり、共感し合える人たち（仲間）との交流や共同作業が幸せを呼ぶのです。

そうした良好な社会的刺激によってオキシトシン分泌が促されると、同時に快感を生じさせる他の二つの神経伝達物質（ドーパミンとセロトニン）が誘発されます。

すると、他人にやさしい行動が無理なく取れるようになって、相手が感謝の笑みを返してくれたり、ありがとうと言葉で表わしてくれたりすると、気分も高揚します。

私たちが、人に親切にすると快感を覚えて、またくり返したくなるのも、このような「善循環」とも呼ばれる愛のループがあるからなのです。

一方で、ストレス、心的外傷、怒り、不安などの負の要因が、このオキシトシン回路（オキシトシン、ドーパミン、セロトニン）を押さえ込みかねないのも事実です。

そこで、自他共に幸福感を得るためには、善循環の発動をじゃまされないようにオキシトシン神経を鍛え、強化していく必要があるわけですが、実は伝統的な宗教の中で行われてきた祈りや瞑想、さらには、読経、真言、賛美歌、チャンティング、奉仕、布施などといった修行法は、そのために編み出された智恵でもあるのです。

つまり、伝統的な宗教で行われてきた各種の修行法は、仲間同士でオキシトシン神経を強化し合い、自他共の幸福、すなわち「悟り」や「救済」を目指すものだったのです。

さらに、私見ですが、物質であるオキシトシンは、目には見えない「霊性」とも密接に関係しているのではないかと思います。

世界中の人々の3〜4割は、「ゴッド」や「アッラー」の名で呼ぶ超越的存在を実在のものとして真剣にあがめています。

また、宗教的な神に限らず、自己を超越した存在を感じ、霊的なものを尊重し、自分を一つの魂（スピリット）であると自覚している人もいます。

神や仏という偉大なるものへの畏敬の念を抱きつつ瞑想をすれば、知的理解を超えた宗教的・神秘的な感覚を体験することがあり、彼らはこの体験ほどリアルなものはないと主張します。

また、愛と思いやりの感情は、個体や種が生き残っていくために絶対的に必要です。

さまざまな宗教が、これまでにも愛と思いやりのの重要性を説いてきました。

しかしながら、チベット仏教の指導者、ダライ・ラマ14世は、「愛と思いやりは、宗教や教育によってではなく、生物学的な要因に依存している」と述べています。また、「他に対する愛情や思いやりが、私たち人間を結び合わせ、一つの共同体をつくっていく原動力であり、この愛と思いやりが他人の面倒をみるという、ケアの意識を生み出すのです」とも。

そして、仏教を宗教として考えるのでなく、仏教を「心の科学」という観点から見ていく重要性を強調しています。

ダライ・ラマのいう「生物学的な要因」とは何でしょうか？

今日までの科学的研究は、「円滑な人間関係を築けるかどうか」が私たちの健康や病気に大きく関わっていることを教えてくれています。

その点に関して、哺乳動物の神経ホルモンの一つで、主に脳内（視床下部）で生成されているオキシトシンは、これまで授乳や陣痛などに関係していることは知られていましたが、健康に大きな影響のある「自律神経機能調節作用」「鎮痛作用」「抗ストレス作用」などに関係していることも、近頃わかってきました。

加えて、オキシトシンは「信頼」や「友情」などの人間関係を築くのにも、重要な役割を果たしています。

オキシトシンの生成は、誕生直後からの母子関係のあり方に左右されています。愛情あふれる育て方をされると、母子相互の間にしっかりとした絆という環（ループ）が形成されます。母親から、愛情を惜しみなく受けて育った幼児は、体内に高性能の「オキシトシン発現産生システム」を持つようになります。成人した後には子育てに積極的であり、良好な人間関係を築くことができます。

「汝の敵を愛せよ。汝を迫害する者のために祈れ」（新約聖書　マタイによる福音書）

このイエス・キリストの言葉を持ち出すまでもなく、怒りや復讐心でいっぱいになったとき、人は決して幸せにも健康にもならないということは、誰しも納得されることでしょう。怒りや憎しみは、オキシトシンの分泌を抑制するのです。

一方、他人を思いやり、社交性を高めることで、オキシトシン分泌が刺激されます。

その高まったオキシトシンが自律神経のアンバランスを補正し、自身の健康をも維持することができるのです。

つまり、他人を思いやり愛することで、自分も健康になれるという善循環があり、その善循環に、オキシトシンが関わっています。

このように、オキシトシンは、他人にも自分にもポジティブに働きかける特殊な物質です。そしてまた、宗教の究極の目的の一つは、「個人の健康」と「世界の平和」を維持し発展させることにあり、そのための修行法は、前述したように脳科学やオキシトシンの生理作用と合致しています。

ということは、ダライ・ラマのいう愛や思いやりをもたらす「生物学的な要因」とは、まさに、オキシトシンであるといえるのではないかと思います。

19世紀、虚無主義（ニヒリズム）に陥ったニーチェは、「神は死んだ」といいましたが、しかし、そうではありません。

「神学的な神」はいざ知らず、「生物学的な神」は、今も視床下部に生き続けているのです。すなわち、私たちの愛と健康を操る、「内在する神」（霊性）として。

オキシトシンは、健康の増進はもちろんのこと、対人関係を向上させ、信頼をより多く獲得でき、不安・心配を軽減して、思いやりや奉仕精神を養ってくれることから、最も強力な幸福への誘引剤であるといえます。

また、あらゆる宗教の究極の目的が、「愛を与える経験」であるならば、それはいかにオキシトシンレベルを高められるかにかかっているともいえます。

さらに、対談の中でも述べたように、愛や思いやりによって増幅された体内のオキシトシン分子の固有周波数が、魂の進化に必要な要素の周波数と同期・共鳴することによって、魂の進化が促されると考えられます。

よって、魂の進化を望むのであれば、自分自身の中に備わっているオキシトシン回路を活性化して、今生においてオキシトシンレベルを最高にまで高めることが重要です。

つまり、「肉体」「愛の経験」「魂の進化」の三つのキーワードをつなぐものがオキシトシンです。

実際に、人を思いやり、愛することによって脳の視床下部からオキシトシンが出ることは科学的に証明されていることからも、「愛や霊性（内なる神）といった抽象的なものが、具体的に可視化されたものがオキシトシンである」、といっても過言ではないでしょう。

保江先生との対談の中でもあったように、いよいよ、今年こそ正念場です。愛のループをもたらし、霊性を高めるオキシトシンパワーを、あなたもぜひ惜しみなく発揮されることを切に願っています。

〈「クリニック徳」による『オキシトシン療法』の取り組みについて〉

「クリニック徳」では、オキシトシンの有用性を医療の分野に応用すべく、包括的な『オキシトシン療法』を開発して、統合医療（＊）の観点から一人ひとりの患者さんにとってのトータルケアに取り組んでいます。

◎触覚刺激としての「鍼治療・マッサージ・タッチケア」。
◎嗅覚刺激としての「アロマセラピー」。
◎聴覚刺激としての「音楽療法・音叉療法」。
◎マインドフルネスとしての「ヨーガ・気功・腹式呼吸・瞑想」。
◎社交性・愛情刺激としての「心理療法」。

＊「統合医療」とは、西洋医学と東洋医学の長所を取り入れ、お互いの短所を補い合う医療のことです。種々の病に対して、米国の大学病院では、ヨーガ、マインドフルネス瞑想、鍼治療などがすでに積極的に導入されています。オキシトシンの生理作用を考慮すれば、これらの手法はきわめて合理性・科学性があります。

Part 5

〈対談・後半〉　保江邦夫×高橋　徳

これからは天賦の才を活かす「オタク」の時代

二人の過去世は徳川家康と家康の参謀・天海僧正だった!?

高橋　今日の後半戦もよろしくお願いします（笑）。

さっそくですが、前回の対談で、先生が徳川家康公とつながられた話を聞いていて、私もあることを想い出したんです。

というのは、いつも東京に来る度に、「ここは昔、私がつくったんだ」という感覚がなぜか沸き起こっていたので、私にも江戸時代に関係のある過去世があるんだろうと思っていたんです。

前回の対談の後、保江先生から、

「もしかしたら、徳川家康の命を受けて江戸を設計したお坊さんだったんじゃない?」といわれたので、さっそく知人の霊能者に聞いてみたんです。

すると、過去世の私が、「誰かと一緒に荒涼とした大地を眺めている姿が見える」というんです。

そこが江戸なのか、また、隣にいたのが家康かどうかもわからないとのことでしたが、それを聞いて、やっぱり私は江戸の街づくりに携わった誰かに違いないと確信したんですよ。

保江　やっぱり！　だとしたら、それはおそらく「天海僧正」でしょう。

この前は、もしかしたら黄檗宗《おうばくしゅう》の「鉄牛和尚」というお坊さんかなと思っていたんですが、家康の命を受けて江戸を設計したのは、家康の参謀だった天海僧正です。

彼が風水に基づいて江戸の街を設計したので、きっと徳先生の過去世は天海さんじゃないですか。間違いない！

高橋　そうかもしれませんね。ということは、過去世の私は、家康公であった保江先生にお仕えしていたわけですね（笑）。

その家康公が、300年近くも争いのなかった、平和な社会の基盤を築いたわけですが、先生は過去世で縄文時代の基礎も築かれているわけですから、今世では、縄文や江戸のような平和な社会をもう一度、設計するお役目があるということでしょうね。

保江　ぜひ、それをご一緒に成し遂げましょう！

高橋　オキシトシンは、そのような愛と調和をもたらす社会づくりにも欠かせません。

特に大事なのは、前回もお話した母と子の関係です。

私たちが、アメリカで行ったネズミの実験では、母親ネズミが産んだ10匹ほどの子どもを母親と3時間離ればなれにすると、子どもたちはキャーキャー泣きながら母乳を欲しがり、そのようなストレス下で育った子どもには、オキシトシンが少ないということがわかりました。

人間の場合、それで自閉症的な症状になっていくと考えられます。

ですから、前回お話ししたマルトリートメント（不適切な養育）を受けた子どもの状態というのは、お母さんと切り離されて育った結果とも考えられるのです。

私の考えでは、その原因となる時代背景として、夫婦共稼ぎの家庭が増えているということがあるんじゃないかと思っています。

つまり、高度経済成長期に、お母さんたちも外に働きに出るようになって、子どもの面倒をみたり、そばにいて可愛がることができなくなってしまい、その結果、マルトリ児がたくさんできてしまった。そして、その子どもたちが大きくなって、今の世代の親になっているんじゃないかと思います。

今のお母さんたちは充分に愛情を受けて育っていないから、脳のオキシトシンが少ない。だから、多くのお母さんが自分の子どもを可愛がれないし、子どもたちもオキシトシンを増やす機会が失われてしまっているんじゃないかと。

保江　確かに！　そもそも、子どもへの接し方やこれまでの子育ての方法に問題があるということですね。

高橋　今から40～50年ほど前、子どもを早く自立させるには、「母親に依存する子どもをつくってはダメだ」という考え方のアメリカ式の幼児教育法が入ってきて、「いくら赤ちゃんが泣いていても放っておきなさい」といわれたことがありました。

その幼児教育を信じて実行した親たちの子どもが大きくなってから、自閉症などの発達障害になっているケースが多いんです。

ですから、今は反対に、生まれたばかりの赤ちゃんを母親の乳房の間に抱き、直接、肌を合わせて体温を感じさせるカンガルーケアや、抱っこやタッチングなど、できるだけ赤ちゃんと長くふれあうことが見直されてきています。

オキシトシンをたくさん出すには、お母さんは、赤ちゃんが生まれた瞬間から、「可愛い、可愛い」と自分でちゃんと抱っこをして、子どもが2歳、3歳、4歳になってもずっとそばにいて可愛がってあげることが大事なんです。

そうすれば、子どももオキシトシンがいっぱい出て、他の子どもや大人たちとも上手にコミュニケーションが取れるようになります。そして、いろんな仲間たちと楽しく過ごせる、健康的な大人になれるのです。

また、オキシトシンが十分に出ている子どもは、学力も高いということが知られてきています。

自分が親になっても、お母さんから引き継いだ母性やオキシトシンの連鎖は続いていく。哺乳動物はみんなそうだし、私たち人間もずっとそうして生きてきたわけです。

特に昔は、おじいちゃんやおばあちゃん、兄弟もたくさんいて、地域のみんなが子育てに関わっていたことも大きいと思います。

保江　そうですね。今のお母さんたちは頼れる人もいないから、ものすごくストレスがかかっていますよね。子どもも、泣いていてもすぐにお母さんが来てくれない、だから子どももストレス状態になっていて悪循環ですよね。

自然分娩のときのオキシトシン分泌が「母性愛の源」

高橋　もう一つ、今の現代人にとっての問題は、自然分娩をしなくなっていることです。出産のときに出るオキシトシンは、赤ちゃんがお母さんの産道（膣）を通ってくるときの刺激を受けて、子宮が収縮することで分泌されます。

これが、非常に大量のオキシトシンで、だからお母さんは、あれだけ大きな頭の赤ちゃんが自分の小さな産道（膣）から出てきても、痛みを感じないんです。

そこでバーッと出てくるオキシトシンの作用で、生まれたばかりの赤ちゃんを自分の分身のように感じ、「可愛い」と思って抱っこするわけですね。これが、母性愛の源です。

ところが、帝王切開の場合は、赤ちゃんは安全に生まれるけれど、その赤ちゃんは産道（膣）を通らずに出てくるのでお母さんの子宮は収縮せず、オキシトシンもほとんど分泌されません。

今は、医者側の都合もあって陣痛促進剤という人工のオキシトシンを使ったり、帝王切開や無痛分娩が一般的になって自然分娩が少なくなってしまっているので、自分のオキシトシンを出すチャンスが失われてしまっているんです。

保江　ということは、「冷たい」お母さんになってしまっている。

高橋　そうなんです。無痛分娩の場合も、麻酔をするために産道（膣）への刺激が起きないので脳内のオキシトシンが出ない。

しかも、陣痛が弱まることで、会陰切開や吸引分娩などの医療介入が増え、それだけ帝王切開の確率も高まります。

この帝王切開と無痛分娩によるオキシトシン不足が、結果的にマルトリートメントや子どもの虐待につながっていると考えられます。

このようなことが起きるのは現代の人間だけで、他の動物ではみられません。

本来なら、人類も長い間、ずっと自然分娩でやってきたんです。

保江　やっぱり、そういうことですか。

愛情ホルモンや母性愛からすると、自然な形での出産や子育てがよくて、利便性だけを優先していくと却ってストレスが溜まって、本来持っている機能が落ちてしまう……。

つまり、ストレスが強すぎると、脳内のオキシトシンレベルを下げてしまうということですね。

特に今は、新型コロナウィルス騒動でいろんなストレスがかかってきていて、みんなオキシトシンが減っている……。

高橋　だから、新型コロナウィルスからしたら、思うつぼですよ。ストレスが増えるから、ますます感染しやすくなる。

保江　前回、名古屋でお会いしたときにお話しした、僕の血糖値の話なんですが、あれから主治医の病院で僕の腕にチップを埋め込んでもらって、血糖値測定器でずっと測定をしています。

この測定器は、自分の血糖値がリアルタイムでわかって、絶えずデータが記録されるので、何をやっているときに血糖値が上がり、逆に下がるかが一目瞭然です。

今は甘いものを一切やめて生活習慣を変えているのですが、正常値近くまで下がりました。

今朝も、朝食を食べた後測ったら少し上がっていて、今はまた正常値まで下がっています。

実は、この測定器をつけてから、毎日数値をチェックしていたらおもしろいことがわかったのです。主治医は、ずっと「アルコールはダメ」といっていたのですが、晩ご飯と一緒に大好きなワインを飲んだりすると、血糖値はやはり上がるときもあるけれど、ずっと正常値のままのときもありました。

それで、「この違いは何だろう？」と思って、手帖に書いておいた記録を見返してみたら、感じのいい女性と二対一で晩ご飯を食べて、お酒を飲んだときには血糖値は上がっていない。ところが、そうではない女性や男性が混じった数人の食事会などのときには上がっていたり、カラオケに誘われて気が進まないまま参加したときなどには、血糖値が極端に上がっていたのです。

それで、道場ではどうかと思って、稽古中に例の不動金縛りの秘技をかけて測ってみたら、僕の予想に反して、なんと血糖値は５００（mg/dl）以上に上がっていた。

しかも、稽古が終わるまでの5時間、ずっと上がりっぱなしだったのです。

そして次の日、午後2時から『anemone』（ビオ・マガジン）という雑誌の取材があって、そのときに先生から教えていただいた『カンタ！ティモール』の話をしたのですが、僕も話しているうちにだんだん熱くなってきて、1時間という予定時間をはるかに越えて夢中で喋り続けました。

『anemone』の編集長さんや編集者の方も、いつにも増して僕の話を真剣に聴いてくれて、ふと気がついたらもう外は真っ暗で、夜の8時になっていたのですが、血糖値はなぜか『カンタ！

ティモール』の話をし始めてからどんどん下がっていきました。

その帰り道に、一人でイタリアレストランに入って、そこで肉を食べたりワインを飲んだりしたのですが、血糖値は上がるはずなのが全然上がらず、ずっと下がったままだったのです。

それからまた稽古日に道場に行って、東京の美人秘書にこの話をしたら、

「そういえば、この前の稽古のとき、先生がみなさんに説明をしているときはいつものように流暢じゃありませんでした。頭でいろいろ考えながら話している感じでしたよ」といわれたので、

「じゃあ、今日は何も考えずにやろう。いつものように『汝の敵を愛せよ』だけでやってみるよ」と稽古に臨んだわけです。

すると、稽古の間の血糖値は、ずっと低いままでした。

そんな僕の身の周りの出来事と血糖値について、主治医に報告しながらデータを見せたところ、

「これは、血糖値の変化というよりも、交感神経と副交感神経の変化を示しているんじゃないか。あなたは子どもの頃から『気にしい』(内気で神経質)だったから緊張しやすい。緊張すると交感神経が優位になって血糖値が上がり、反対に、リラックスして副交感神経が優位になると血糖値が下がる。この数値の変化はそれを示している」と説明されたのです。

自分の好きなように生きる「オタク」が主役になる時代

保江　僕はこの説明を聞いて、「なるほど、そうか！」と納得できました。なぜ感じのいい女性と食事をしたときに血糖値が下がり、そうではない人たちと食事をしたときは血糖値が上がったのか、その理由がよくわかったからです。

つまり、血糖値が異常に高くなっていたのは僕がすごく緊張しているとき、逆に副交感神経が優位になっていてとてもリラックスしている状態では血糖値が下がっている。

そして、そのリラックスしているときほど、完全調和の世界ともつながりやすいんだと思います。

高橋　なるほど！　血糖値の変化を交感神経と副交感神経の優位差で捉える方法は非常に革新的で、これからの糖尿病の治療で使えますね。

血糖値が高い男性は、インスリン注射をするのではなくて、感じのいい女性と楽しく食事をすればいい（笑）。

保江　まさにそうです（笑）。そこで、今日ぜひ先生にお聞きしたかったのは、オキシトシンが出ているときは、副交感神経が優位でリラックスしているときなんでしょうか？

高橋　そうです、そうです。交感神経が興奮すると、ノルアドレナリンが分泌されるんですが、オキシトシンやカテコールアミンはそのノルアドレナリンの受容体を遮断して、副交感神経のレベルを上げることでストレスを緩和するという働きがあるんです。

ですから、先生の主治医の方の説明はきわめて理にかなっています。

これからは、血糖値の数値の変動だけに注目するのではなくて、血糖値に現れているその人の心の状態をよく見なくてはいけない。

先生、このデータだけで1冊の本が書けますよ（笑）。

保江　お医者さんから糖尿病と診断された人は、この血糖値測定器のチップを入れてもらえるし、保険適用になるので、簡単に利用できて負担も少ないようです。

このデータが取れたことで、主治医も僕の血糖値が上下する理由が納得でき、おかげで僕も入院せずにすんだわけですが、この間、自分の心の状態がいかに身体に影響を与えているか、そしてリラックスすることがどれほど大事かということがよくわかりました。いくら「オキシトシンがいい」とわかっていても、リラックスできていないと交感神経が興奮して、血糖値が上がってしまいますからね（笑）。

その意味では、今回の新型コロナウィルス騒動でも、あまり恐怖心を煽ったりストレスを与えると血糖値が高くなるので、この測定器で測った血糖値をストレスのバロメーターとして、あまりストレスが上がりすぎないように調整したらいいんじゃないかと思います。

できるだけストレスフリーになるような生活をしていたら、オキシトシンもいっぱい出て、いつまでも元気で健康を保てますから。これなら男女の相性度も測れるし、先生もぜひこれを、「愛のバロメーター」として使ってみてください（笑）。

高橋　いいですね。この測定器があれば、自分にとってストレスかどうかわかるということですね。

自律神経のバランスからしても、リラックスできているかどうかはとても大事ですからね。

保江　それには、嫌な人と食事をしたり、自分が気が向かないのにおつきあいでカラオケや飲みに行ったりしなくてもいいわけだ（笑）。

僕と親交があるドクタードルフィン（松久正さん）が緊急出版した本（『ウィルスの愛と人類の進化』ヒカルランド）にも、日本人は自分を愛することを知らなすぎると書かれています。

彼によると、自分を愛するとは、「人の影響を受けながら社会で生きるということをやめる」ことだそうで、要するに、自分の好きなように生きることですね。

ということは、これからはみんな、「オタク」でいいということです。これまでのような、画一的で統制された世の中ではオタクは必要とされませんでしたが、今の新型コロナウィルス騒動を終息に導くのは、きっとオタクたちなんでしょうね。

高橋　オタクというと、悪い意味と良い意味があるでしょうが、悪い意味で使われているのが発達障害です。

でも、彼らはそれぞれに特技がある。

それが、他の子どもたちと比べて発達が遅れているなどと、勝手にレッテルを貼られているだけなので、いい意味での彼らのこだわりや特技を尊重して、活かしてあげればいいんです。

保江　おっしゃるとおりですね。例えば、美少女オタクなら、他の人に何をいわれようが自分にとっての美少女が何よりも大好きで詳しいのでしょうし、無条件の愛を与えていることでしょう。それは決して、打算の愛じゃない。だから、オキシトシンもフルに出ているに違いありません。

高橋　無条件の愛を与えられるということは、相手と自分の境界がなくなって一体化しているということであり、まさに、それがオキシトシンの働きです。

だから、まず自分の脳内にオキシトシンを増やすことが大事です。

保江　こんな例えがあります。カップにコーヒーが半分しか入っていなかったら、他の人に分け与えようとしても、すぐになくなる。でも、コーヒーがカップにあふれるほど入っていれば、自分にも相手にも、充分に分け与えられる。

それなのに、「愛が大事だから」と格好をつけたり、無理して分け与えようとしても、自分の中にあふれ出る愛がなければすぐに行き詰まってしまう。

だから、まず自分の脳内を愛のホルモンでいっぱいにすることが大事だということですね。

高橋　気功でも、内気功と外気功がありますが、まず自分の中で気を練って、エネルギーを高めておいてから、外に向けて気を発するのが正しいやり方です。

自分の中に気が溜まっていないのに、いくら相手に送ってあげようと思っても、出せないですからね。

保江　そう、そう。修行途中の人が、誰かを助けてあげたいと思って無理に手を差しのべたとしても、自分の生命力が不足していたら、結局、先に自分が倒れてしまうだけですからね。

Part 6

愛と調和のオキシトシン社会をつくるために

神や人から愛されていると思うだけでもオキシトシンが出る

高橋　オキシトシンは、人と人との関係で出るものですが、人と神との関係においても分泌されるんです。

例えば、自然を超越した大いなる存在や神さまから愛されていると感じられれば、それだけでオキシトシンが出る。

もちろん、自分が人から愛されていると感じるだけでも出ます。

保江　「人から愛されている」と思うだけでも、オキシトシンが出るんですか?

高橋　はい。

保江　実は、僕がこの道に入ってくることになったきっかけを与えてくださったエスタニスラウ神父さまは、まさにそのような生き方をされた方なのです。

彼は、幼い頃からイエス・キリストの霊と交信したりして、12歳でスペインの有名な修道院に入ったんですが、修道士の中から特別に選ばれて、修道院長から山の洞穴に籠もってただ一人、祈りを捧げ続ける隠遁者になるように告げられました。

それは、「愛の生け贄」になるということなんですが、彼はそれを受け入れて、洞穴に籠もるために修道院を後にしようとしたとき、修道院長が一言、こう教えてくれたそうです。

「かつて、隠遁者になった者でも、途中で挫折をしたり、悪魔の誘惑を受けて気がふれたり、修道院に逃げ帰ってきて酒浸りになってしまった者もいる。

それを防ぐ唯一の方法は、お前が全世界の人々から愛されていると信じ込むことだ。

それができていれば、絶対に悪魔の誘惑にも打ち勝つことができるし、隠遁者としてのお役目をまっとうできる」と。

僕は、このことをエスタニスラウ神父さまから直接聞いていたので、今、先生がおっしゃった、自分が人から愛されているという、その信念さえあればオキシトシンがたくさん出て、どんな恐怖や不安にも負けることがないということがすごく腑に落ちました。

今、はっきりと、神父さまからいわれた意味がわかりました。

高橋　「自分は神さまから愛されている」と思うことも、同じです。

さっきいったように、お母さんと子どもも同じで、自分は愛されているんだという感覚や思いが、オキシトシンをたくさん出す引き金になっているんです。

その理屈は、みんな同じなんですね。

保江　前回お話しした、宮司の家系の霊能者の女性、僕が業捨を受けにいったときに僕に会いにこられた女性ですが、業捨を受けると普通の人は痛みで悶絶するのに、彼女はまったく痛みを感じなかったというのもそれが理由かもしれませんね。

神さまに委ねきっているから、完全にリラックスしている、だから、脳もシータ波状態になっていて、それだけオキシトシンも出やすいのかもしれません。

僕も血糖値測定器をつけてから、最初の頃は睡眠中も血糖値が高いままだったんですが、それは交感神経が緊張していたせいだったと思います。だから、眠りが浅くてよく夢も見ていた。

それが、測定値の変化をこまめにチェックすることで、リラックスできる状態に徐々にもっていけるようになり、夜中に測っても血糖値が60とかに下がっていて、よく熟睡できるようになったのです。

だから、リラックスしているシータ波のようなときには、オキシトシンも出てるんじゃないかと思うんですが。

高橋　確かに、瞑想をしているときにはオキシトシンレベルが上がることがわかっているので、そうかもしれませんね。オキシトシンレベルが上がることで、リラックスしてシータ波が出ることは考えられます。

保江　となると、自分が完全にリラックスできる場所も大事だということですね。

それで想い出したんですが、僕の名刺には僕の名前がついた小惑星 Yasue の写真が入っています。この写真は、岡山県井原市の美星《びせい》地区というところにある、美星天文台の口径101cmの天体望遠鏡で撮ってもらったものです。

美星地区は、市町村合併の前には「美星町」と呼ばれていた、満天の星が見える夜空がきれいなところです。ここの市長さんが、星空以外にも何か地域興しになるものをということで、アルカダイアモンドの迫《さこ》社長さんと出会われました。

アルカダイアモンドは世界で唯一、完全反射のダイアモンドをつくっている会社です。本社は広島県福山市にあって、社長さんがダイアの研磨ができる技術者を育てるための工場兼教育施設をつくる場所を本社の近くで探されていたので、ちょうど美星町がいいんじゃないかということになったのです。

美星町という町名は、昔、流星がこの地に落ちたことに由来し、それを物語る「星尾神社」では、毎年旧暦の七夕に近い8月7日に、「七夕祈願祭」が開かれています。

それと、実は複数の能力者が、近い将来日本が大変な事態に陥って、首都が岡山に移転すると予言しているんですね。

僕も、万一に備えて岡山に新たな拠点があったらいいなと思って、何度かその町を訪ねていました。

ここにはとても豊かな森が残っていて、岡山空港からのアクセスもよく、もし南海トラフ地震が起きても安全という場所です。

ご存知のとおり、岡山には山も海もあって、気候も温暖、降水量1㎜未満の日が日本一多い、まさに「晴れ」の国です。災害も少なく、自然が豊かで自給自足に適している場所もたくさんあります。

しかも、岡山には僕の親戚や友人がおおぜいいるし、地ビールや自然派ワインをつくっている知人なんかもいますから、そんな人たちが一緒になって星とダイアの「平和の森」づくりをしたらどうかという構想が持ち上がったわけです。

さらにその場所に、僕が苦労してアメリカとイギリスから輸入した2機の戦闘機も、持っていったらどうかという話になりました。

というのは、アルカダイアの社長さんが、ギザの大ピラミッドに行ったときに、ある女性霊能者が、単に平和的なものだけでは魔が入る恐れがあるので、魔を防ぐ狛犬のような形で、「星のマークのついた戦争の道具を置く必要がある」といったからなんです。

ちょうど、僕が持っている米海兵隊の戦闘機に星のマークがついていることから、「それだ！」と。社長さんも、「それならぜひ」と受け入れてくれることになったわけです。

平和を願う象徴として2機の戦闘機を置く、ということですね。

縄文や江戸のような理想郷づくりを、再び岡山の地で！

高橋　そんないい場所なら、縄文や江戸のような理想郷づくりが実現できるんじゃないです

か⁉

保江　ほんとですね！　医療も必要だから、そこでオキシトシン療法ができたらすばらしい！　かつて、先生が眺めていた荒涼たる土地に平和な江戸の街をつくったように、今度はオキシトシンがいっぱい出し合えるストレスフリーの街づくりを、ぜひご一緒に岡山でやりましょう‼

高橋　はい、家康公についていきます（笑）。実は私、ビールもつくれるので。

保江　それはちょうどいい（笑）。先生は名古屋にお住まいなので、高速道路を使えばそんなに時間はかからないし、岡山に来ていただければ、すべて僕が手配できます。

岡山の山は、非常に強い岩盤でできているので、何が起きても崩れません。

だから、戦前、旧日本陸軍の弾薬庫が岡山の中心部につくられていました。しかも、あらゆる種類の鉱物が採れるのは、日本広しといえども岡山だけです。

高橋　それはすごい！

保江　それに、なぜか岡山に、湯川秀樹先生が訪れたときのモニュメントが残っています。岡山城のすぐそばにあるんですが、なぜそこにあるかは誰も知らない。

湯川先生は晩年、世界平和のための活動を熱心にされていましたが、その世界平和の記念碑が、東京でもなく、広島でもない、岡山にあるというのはとても深い意味があるような気がします。

それと、理化学研究所をつくられた仁科芳雄博士も、美星町の隣にある岡山県里庄町《さとしょうちょう》の出身です。

仁科博士は、「日本の原子物理学の父」とも呼ばれる著名な物理学者で、里庄町には「仁科会館」という科学教育施設があり、僕は毎年そこでノーベル賞を取られた先生方をお呼びして、講演をしてもらっていました。

それに、里庄町には、あの世界的な名車のフェラーリのエンジンやボーイング社のジェットエンジンなど、名だたる企業の製品に使われている精密な金属部品のメーカー、「安田工業」という会社もあります。

この会社の技術は、なんと1000分の1ミリを正確に削り出す驚異の技術で、ここのマシニングセンターがつくり出した金属加工物は、境目がまったくわからないほど高精度。

だから、世界のフェラーリやボーイング社の役員たちが、わざわざ岡山の田舎までやってくるわけです。

さらに、その近くの浅口市の鴨方地区には、開所当時、東洋一といわれた188cm反射望遠鏡を備えた国立天文台（岡山天体物理観測所）があるので、美星町と連携できれば、宇宙に近い美しい街として、観光客や移住者をたくさん誘致することもできます。

高橋　それならそこに、江戸に次ぐ新しいユートピアをつくるのも夢じゃないですね。

保江　美星町で先生がなさっている統合医療ができれば、市長も町の人たちも大喜びするでしょうから、ぜひ！

アルカダイアの社長さんは、その場所にダイアや宝飾品の博物館や、ホテル、レストランなどもつくりたいとおっしゃっているので、もっといろんな仲間が集まれば、オキシトシンいっぱいのストレスフリーの街づくりができますよ（笑）。

高橋　それはいいですねー。

保江　そうなれば、県外から若い人たちもたくさんやってきて、過疎化もくい止められるでしょう。

岡山県は、これまでも移住者に対して就業のための支援金を出したり、就農のための研修や受け入れなども積極的にしているので、移住してくる若者たちも増えていきます。

就農の研修は、産地と行政が一体となってサポートしているので、研修を受けた人のほとんどが実際に就農していて、継続率も高いそうです。

高橋　引きこもりの人たちにとっても、農作業をすると元気になれるので、それはちょうどいいかもしれませんね。

一般的な就労支援では、コンピュータを扱うためのスキルを教えたりしていますが、彼らはそんな仕事ばかりをしてきた会社勤めでうつになっているので、そんな支援で会社に戻しても、意味がありません。

それよりも、就農のための研修を受けられるほうがよっぽどいいし、みんなで農作業ができれば、いろんな人とも自然に交流ができるようになりますよ。

保江　農業や林業で引きこもりの人たちを蘇らせる、いいですねー。そこでみんなでストレスフリーの生活をしていれば、完全調和の神さまともつながりやすくなる。

そうなると、ゆくゆくは美星町が、「宇宙センター」のようになっていく（笑）。

高橋　先生が、その宇宙センターの司令官ですね（笑）。

それなら、日本がどうにかなる前に早めに進めたほうがいいですね。

保江　はい。まさに、愛と平和の「美星人プロジェクト」の始動ですね！

あぁ、だから、僕は昔から天文学が好きだったんだ（笑）。

美星人のための学校もつくりたいですね。今までの学校教育にスポイルされてきた不登校の子や、発達障害というレッテルを貼られた子どもたちも受け入れて、彼らの天賦の才を活かせるような学校づくりです。

そこで、僕や先生が、その子たちの天賦の才を見出してあげられるようにすればいい。

高橋　そうすれば、全国からいろんな子どもたちが喜んでやってきますよ（笑）。

保江　じゃあ、UFOに乗って宇宙人の教育を視察してきた高知の高校の先生にも、ぜひ加わってもらいましょう（笑）（編集注　「UFOエネルギーとNEOチルドレンと高次元存在が教える地球では誰も知らないこと」〈明窓出版〉参照）。

岡山の美星町でストレスフリーのオキシトシン共同体をつくって、そこでみんなが宇宙や神さまとつながって、お互いに天賦の才を活かし合う。これが、レムリア・縄文の復興で、江戸に続く循環型の平和社会のひな型になる。

そうなるときっと、宇宙人もやってくるでしょう。

まさに、「宇宙船・美星号」です（笑）。

宇宙船・美星号の乗組員の条件は、ストレスフリーのオキシトシン体質の仲間たち。

もちろん、好きなことだけに没頭できるオタクたちにも参加してもらって（笑）。

美星人たちよ、いざ、宇宙船・美星号に乗り込もう!!

高橋　そうなると、パスポートがいりますね。

保江　そうだ、「宇宙船・美星号」の乗組員用のパスポートをつくりましょう。

今の新型コロナウィルスによる世界的な危機を乗り越えた後、人類はどんな社会を築いていくべきかというと、これまでのような欧米型の文明社会ではなく、まさに、日本こそが世界をリードしていかないといけない。

それには、他国には決して真似のできない日本の伝統的なものづくりの技術が大事です。安田工業のような職人技を駆使したレベルの高いものづくりをベースに、これまでのような価格破壊競争に巻き込まれないよう、品質に合った高価格で輸出する。

そのようなビジネスモデルを岡山でつくれば、世界の見本にもなるでしょう。

これが、我ら縄文日本人に託されたこれからのお役目ですね。

高橋　まさに、「美星ブランド」ですね。

地球に愛と調和をもたらす「宇宙船・美星号」、いざ発進――!!

保江　日本には、世界に誇れる伝統工芸品がたくさんあります。

以前、大変お世話になっているお方から頼まれて、京都にある神社で平安装束を着て正式参拝をするというイベントに参加しました。烏帽子《えぼし》を被って、西陣織の狩衣をまとい、神官さんが履いている木靴を履いての参拝です。

あの木靴は、底だけは木なんですが、実は他は紙でできているんですね。何枚もの紙を重ねて貼っていって、最後に漆を塗っている。だから、とても軽くて固いんですが、不安定なので、体幹が鍛えられます。

木靴で使われる紙はもともと木からできていて、最後は土に還るのでとても環境にもいいし、もし転げて壊れても、ちゃんと修理をしてもらえます。

1足60万円もするそうですが、それだけの手間暇がかかっており、丈夫だし、メンテナンスも含めた値段なので、決して高くはありません。職人さんが、心を込めてつくってくれています。

ところが、平安装束の烏帽子や西陣織の衣、木靴などの職人さんたちは、そうした装束の需要が減っているので、それだけでは食べていけない状況だというのです。弟子に技術を継承させたくても、このままでは将来、弟子が安心して暮らすことができません。

そこで、平安装束を着て正式参拝をするというイベントが毎年催されることになり、僕にもお声がかかったわけです。

春と秋に、このようなイベントを毎年続けていくことで、京都の伝統工芸品をつくっている職人さんたちがやっと食べていけるようになり、その方たちのなりわいが持ち直したからこそ、去年の改元の式典や大嘗祭も、滞りなく執り行われることができたのです。

ですから、「宇宙船・美星号」でも、全国から日本の職人技を持った人たちに来てもらって、その技を後世につないでいく。

そうすれば、日本のものづくりのすばらしさや、それを生み出した縄文日本的な霊性に惹かれて、海外の人たちもたくさんやってくるでしょう。

高橋 クオリティの高いものは長持ちするので高価、これこそが「メイドインジャパン」なんだと！

保江 そうです。今も日本の高度な医療を受けたくて、海外からお金持ちの人たちがたくさんやってきている。それと同じように、これからは日本の伝統文化を堂々と世界に発信していく方向で、新しい社会を築いていけばよいのです。

そういえば、岡山はジーンズの産地でもあるんですが、もともと岡山は、農業以外に繊維業がさかんで、主に麻製品をつくっていたのです。それが終戦後、アメリカの戦略で麻がつくれなくなったので、仕方なく木綿を輸入してジーンズをつくるようになったのですね。

知る人ぞ知るという話ですが、日本のジーンズメーカーの名前である「ボブソン」や「エドウィン」、この名前に込められた意味は、いつか必ずアメリカ占領軍を見返してやるぞと、「ボブが損（ソン）をする」「江戸（エド）で勝つ（ウィン）」ということだそうです（笑）。「ボブソン」は岡山の企業ですし、岡山県人の反骨精神から生まれたわけですね。

高橋　日本の伝統工芸品にしても、また最先端の技術にしても、いろんな職人さん方が心を込めて、みんなで力を合わせてつくっている。だからこそ、使い勝手がよくて長持ちする高品質な製品になっているのでしょう。

そうして、みんなで力を合わせて困難を乗り越えた結果、神さまからのご褒美として与えられるのがオキシトシンなんじゃないか、私はそんなふうに捉えているんです。

保江　それぞれが得意なものに特化して、一所懸命に取り組んでいるからストレスがない。しかも、共同作業によって仲間同士の絆や愛も培われる、というわけですね。

愛といえば、平安装束を着るイベントを主催されている方から、あるとき、「愛」という漢字の成り立ちについて教えていただいたのですが、それは、「受」と「愛」の違いに表われているということでした。

「受」は、上の「爫」はつかむ手、下の「又」は受け取る手で、真ん中の「冖」は当時の人がつくる最新技術の結集だった船を表わしているということです。意味としては、「手から手へものを渡す」。

一方、愛という漢字だと、その「受」に「心」が入っている。つまり、単に手から手にものを渡すのではなくて、「心を込めて渡す」のが愛なんですよ、と。

僕は、「なるほど、そうか！」と思って、その方が説明を書いてくださった紙を、いつも持ち歩くようにしています。

日本の職人技は、ものをつくるときに心を込め、お客さんに品物を手渡すときにも、ちゃんと心を込めて丁寧にお渡しする、それが愛、だからオキシトシン！

新型コロナウィルスが終息した後の社会は、愛のものづくりで決まりです‼

いやぁー、この対談の結論が見えましたね。

危機が終息した後に用意されている「宇宙船・美星号」。

その燃料は、オキシトシン！

地球に愛と調和をもたらす「宇宙船・美星号」、いざ発進――‼

高橋　まさに、オキシトシンが地球を救う‼　ですね。

江戸時代のときのように、私も先生についていきますので（笑）。

江戸時代は武力でユートピアをつくりましたが、今回は愛の力でそれをつくるんですね。

（了）

＊対談日：令和2年3月26日　於：東京白金の保江邦夫事務所にて。

補筆2 「愛の戦士」たちよ、今こそ立ち上がれ！ 〈保江　邦夫〉

新型コロナウィルスの感染予防と愛のホルモン

ここからは、徳先生との二度目の対談を終えた2日後の3月29日に、僕が東京で行った講演会（冠光寺流家元放談会）の内容をかいつまんでお伝えしたいと思います。

というのは、新型コロナウィルスの感染予防と、本書のテーマである愛のホルモン・オキシトシンが密接に関係しているのではないかと思われるからです。

そのときの講演会では、モバイル通信網5Ｇ（第5世代移動通信方式）と新型コロナウィルス感染の関係にもふれたのですが、これについてもみなさんに知っておいてもらったほうがよいと思います。

講演会は、都内の文京シビックホールで行われました。

その頃すでに、東京でも新型コロナウィルスによる感染者が出ていたことから、小池都知事は都民に対して「外出自粛」の要請を出し、そのため多くのイベントが中止になったり、会場の自粛閉鎖が行われていました。

しかし、世間のそんな騒動にも関わらず、僕の講演会は予定どおり開催できたのです。

僕が講演会を行った翌日から、文京シビックホールは、当面閉鎖になりました。

しかも、事前に申込みをしてくれた人たちの中でキャンセルされたのは、わずかに2割ほどでした。

これも、神さまのおはからいだと思います。

僕が最初にみなさんにお話ししたのは、今回の講演会に先立つ1月20日に、僕の秘書が発送した講演会の案内文についてでした。

講演会のタイトルは、「世紀末、いや、年度末、家元放談会　災難や病気から身を守るための最大の秘術公開」でした。その案内文に、はからずも次のような文言を書いていたのです。

「新型のウイルス性疾患の数も、増加の一途をたどっています。（中略）

そのような未知の原因による疾患に対しては、これまで培ってきた予防医学的な知見のほとんどが役に立たず、対症療法的に抗生剤を使うことでますます新手の耐性菌を生み出してしまうことになる危険性が高まってきます。

そこでも、医学的な知識のみでの予防や治癒が難しくなっていくことでしょう」

僕がこの案内文を書いたのは1月初旬で、まだ新型コロナウィルスによる騒動が予見されていない段階でした。

それが、案内文を出した2ヶ月後に、小池都知事が東京都民に対して「外出自粛」の要請をせざるを得ない事態に陥ってしまった……。

まるで、こうなることを予知していたような内容に、僕自身も驚いたというわけです。

その後、講演会の前日に僕のところに入ってきた新型コロナウィルスに関する最新情報と、モバイル通信網5Gとの関連についてもお伝えしました。以下、要点のみ記しておきます。

・昨年12月、中国武漢で発生した新型コロナウィルスによる感染は、瞬く間に世界各地に広がり、ほとんどの国では感染者が指数関数的に（急カーブを描いて）増えた。

だが、なぜか日本ではゆるやかなカーブになっていて、死亡率も他国ほど高くない。

・特に罹患率や死亡率が非常に高い地域は、武漢をはじめ、北イタリアやニューヨークなど。

なぜこれらの地域で、特に罹患率や死亡率が高いのか？　その理由は、医学的知識だけではわからず、物理学的な視点で見る必要がある。
・というのは、ウィルスも電磁波の影響を受けて活性化するためで、中でも新型コロナウィルスは特に、5Gの周波数によって活性化するウィルスだからである。
その5Gネットワークをいち早く整備したのが武漢であり、ヨーロッパの5G先進地域が北イタリア、そしてアメリカではニューヨークだった。

日本でも当初、北海道だけ急激に感染者が増えたのは、札幌雪祭りで5Gの実証実験を行っていたためと思われる。
・5Gは30 GHz（ギガヘルツ）以上の高周波数帯のミリ波で、これまでのスマホなどの周波数よりも格段に振動数が高く、それだけエネルギーも大きい。
しかも、50メートルおきに中継の基地局をつくる必要があるので、それだけ影響が広範囲に及ぶ。

新型コロナと5Gの周波数は最も共鳴しやすい

・一方、新型コロナウィルスは、まさに太陽コロナのような、トゲのように見える突起物を放射状に放っていて、そのトゲの固有振動数と5Gの周波数は最も共鳴しやすい。

それゆえ、ウィルスのトゲがアンテナの機能を果たして5Gの周波数をキャッチし、共振してエネルギーが増幅され、それによってウィルスが活性化していると考えられる。

これが武漢、北イタリア、ニューヨークなどで罹患率や死亡率が指数関数的に高まった理由である。
・そして、つい4日前（3月26日）、東京でも5Gネットワークのサービスが開始された。すでに数日前から試験的に運用されているので、ここ数日の間にも感染者が急に増えてきている（イベント当日は66人）。

僕はこの時点で、「5Gネットワークが広がれば、日本でもコロナの感染者も急増するだろうから、そういう場所（5Gが使えるエリア）は避けたほうがよい」と参加者にお伝えしたのですが、その後、どんな状況になったか……それはみなさんもご存知のとおりです。

ちなみに、このとき、直前に送られてきたドクタードルフィンこと松久正先生が緊急出版された『ウィルスの愛と人類の進化』（ヒカルランド）と、矢作直樹先生と並木良和氏の共著『新型コロナウィルスへの霊性と統合』（青林堂）の2冊の本を、会場のみなさんに参考までにご紹介しておきました。

そして最後に、陰陽師の家系に伝わる「災難や病気から身を守るための秘術」についてお話したのですが、それはずばり、「愛」の一言に尽きます。

そこで、僕は、対談の中で徳先生から教えていただいた『カンタ！　ティモール』というドキュメンタリー映画を例にあげさせてもらいました。

自国民の3分の1を虐殺された東ティモールの人たちが、敵に対して武力ではなく、「私たちはみんな同じ仲間だ」と数十年にわたって説得し続けた結果、晴れて独立を勝ち取った。この事実こそが、何よりも「愛の力」を最も具体的かつ象徴的に示しているからです。

会場のみなさんには、この映画を紹介する前に、昔、僕が専門的に研究していた「量子脳理論」の話を少しだけしておきました。というのは、脳と心の関係、そして心と愛はどのように関連し合っているかを知っていただくためです。

「量子脳理論」は、数学者であるロジャー・ペンローズ博士などによって提唱された理論で、意識（心）は何らかの量子過程から生じるとする仮説です。

僕は、さらにそれをより具体的な物理理論の形にまで発展させ、文学部出身で医学博士を取得していた当時の助手の女性と一緒に心の本体に関する論文を発表し、一般向けの解説本として、『脳と心の量子論』（講談社）を出版しました。

これらの中で、「心の本体は、記憶を蓄えた脳組織から絶え間なく生み出される光量子（フォトン）の凝集体である」という理論を展開したのですが、このような試みは世界初のことでした。

生命力を司る「内なる光」は神の愛で最も強くなる！

心をつくり出している光量子の凝集体とは、わかりやすく簡単にいうと、普通の直線的に進む光ではなく、「海の上を走っている船の舳先《へさき》で止まっている波」のような光です。

みなさんご存知のように、普通の光は1秒間に地球を7周り半回る速さで進みますが、この心をつくり出す光量子の凝集体は（この光をエヴァネッセント・フォトンといいます）、船の舳先の波のように、見えないところで隠れて止まっています。

このエヴァネッセント・フォトンは、私たちの身体をつくっている細胞と細胞の間にずっと留まっていて、この隠れた光が統一的に機能することによって、私たちの心、すなわち意識や記憶が生まれます。

要するに、私たちの心や記憶は、この隠れたエヴァネッセント・フォトンという光のエネルギー量子の働きによって生じていて、脳や身体機能などすべての生命エネルギーを司っているのです（詳しくは、矢作直樹・保江邦夫・迫恭一郎共著『「からだ」という神様』〈ビオ・マガジン社〉を参照）。

したがって、生命力であるエヴァネッセント・フォトンが強ければ強いほど健康になって、細菌やウィルスの侵入をプロテクトします。

反対に、この光が弱いほど不調や病気になりやすく、そのため細菌やウィルスに感染しやすくなるのです。

私たちの心や記憶の本体であるエヴァネッセント・フォトンの働きを最も強めるものは何かというと、それは、完全調和の側、すなわち神さまの働きとしての「愛」です。

愛は、宇宙の背後にある普遍的な法則（原理）であり、それをわかりやすい言葉に置き換えたのが「神さま」であるともいえます。

この神さまと響き合う愛によって、霊体からの作用がフルに活性化すると共に、内なる光であるエヴァネッセント・フォトンの働きも強化されて、生命力が最も高まるのです。

ということは、東ティモールの人たちのように、敵をも仲間として愛する心、「自他の区別のない愛」こそが、生命力の要であるエヴァネッセント・フォトンを最大限に活性化し、結果的にそれが、ウィルスなどの病原体から身を守ることにつながります。

古代レムリアの人たち、そして、その末裔である古代日本の縄文人たちは、そのような内なる愛の光に満ちた暮らしをしていました。

だからこそ、1万数千年以上も争いのない、他の生物たちとも共生しながらの平和な社会を築いていたのです。

今、人類が再びそのような生き方にシフトできるかどうかが問われていて、そのことはみなさんも何となく感じておられるでしょう。

そこで僕は、内なる愛の光を放つ人々のことを、「愛の戦士」と呼びたいと思います。

もちろん、みなさんもそのような「愛の戦士」のはずです。

これからは、「私」や「あなた」ではなく、みんな一つという意味で、「弥栄（やえ）」と呼び合いましょう。

弥栄は「いやさか」とも読み、ますます栄えることや繁栄を祈う「万歳」という意味もあります。祝詞《のりと》では、「すべての生きとし生けるものが、ますます栄えますように」と神に祈る言霊です。

ですから、お互いに「弥栄（やえ）」と呼び合うことでみんなが一つにつながれて、レムリアや縄文の叡知が再び蘇《よみがえ》るのです。

ぜひ、弥栄という言霊と共に、仲間同士がつながり合って愛の光に目ざめ、新型コロナウィルスがもたらす脅威を乗り越えていきましょう。

いざ、「愛の戦士」たちよ、今こそ立ち上がれ‼

保江　邦夫

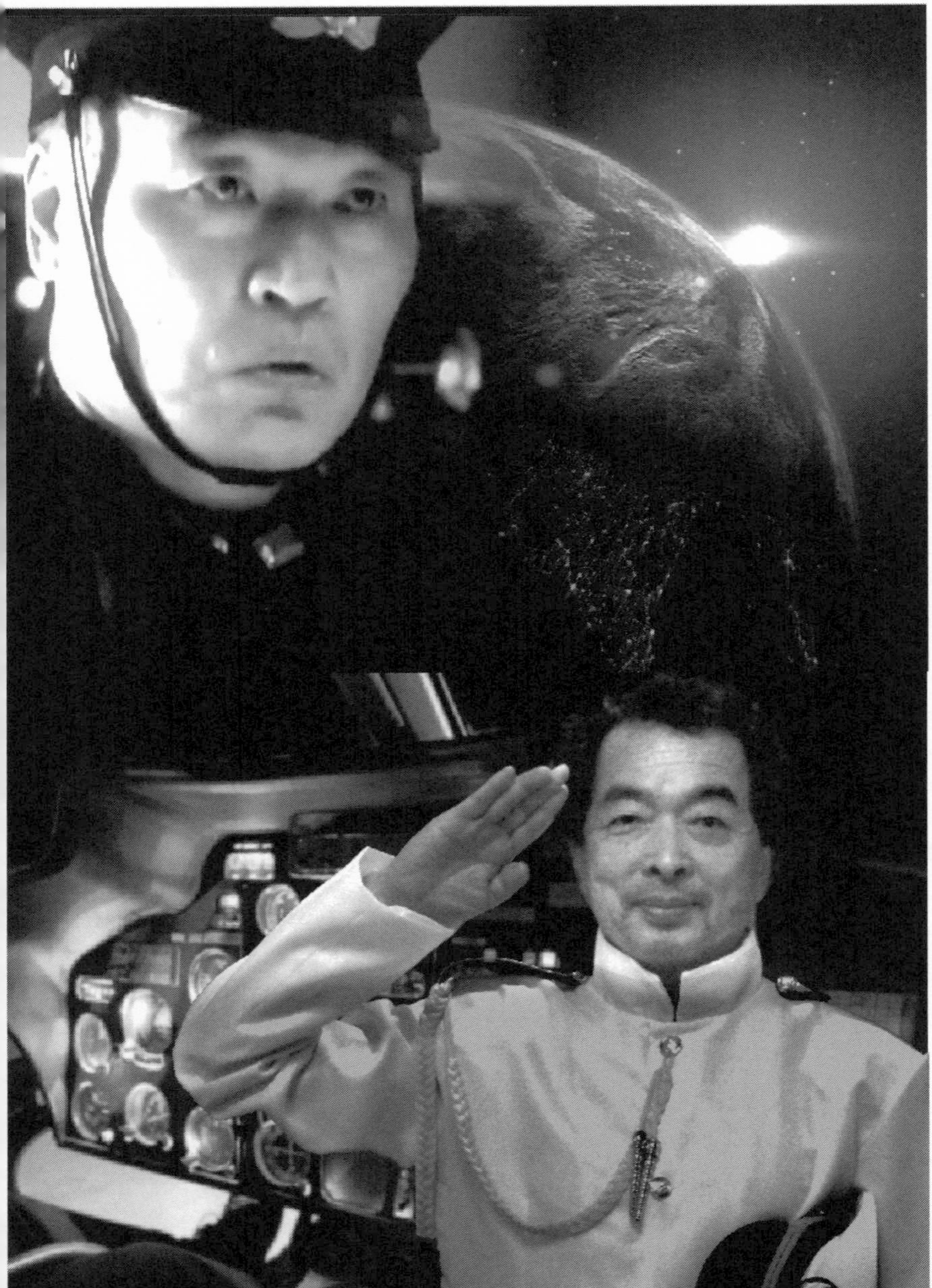

おわりに

夢の中での不思議な出会いに導かれるようにして、現実世界で「愛の戦士」、いや「愛の医師」として名高い高橋徳先生（以下、徳先生）に初めてお目にかかったとき、これはまたすごい人物に巡り会ったと感動するとともに、その後に続く延べ10時間以上もの面談の中で知ることができた独特の剛胆さの中に、天使のようなやさしさと悪魔の如き緻密さの輝きを見出すことができました。

その詳細については、本文を読み進んでくださった読者の皆様にはすでに周知のことと存じますのでここでは割愛させていただきますが、対談の最後の最後を飾る後書きを受け持たせていただける「愛の変身ヒーロー」ならぬ「愛の変人」保江邦夫としては、どうしてもお伝えしたいことがあります。

それは、徳先生が愛の脳内ホルモン「オキシトシン」研究を世界的にリードする医学者でありながら、「患者を看ずして病気を観る」という医師が陥りやすい落とし穴には決して落ちることのない、常に患者に寄り添うという徳の高さをお示しになっているということです。

初診の患者が徳先生の医院を訪れたとき、これまで通っていた病院で投与されて飲み続けている薬のすべてを出してから、問診に及ぶそうです。

ご自身による診断結果に照らし合わせながら徳先生が最初になさることは、そのたくさんの薬の中から治療に必要のないものをできるだけ多く見つけ出し、患者さんを薬漬けの状態から救い出すことなのです。

投薬依存症とまではいかなくても、現代の我が国における医療システムの中では医師だけでなく患者自身までもが安易にさまざまな薬に頼ることになり、投薬のない治療など逆に患者から疑われてしまうご時世です。

そんな中で、真に患者のよりよい体調を取り戻すために、患者本人の免疫力や活力を自然な形で高めることにより治療していくやり方は、まるでマジック、いや、魔法のように映ってしまいます。

それでも、多くの患者さんが徳先生の門を叩くのは、そんな治療がすばらしい効果を上げ続けているからに他なりません。

そして、患者自身の生命力を高めるために徳先生が集中的に利用しているのが、脳内ホルモン「オキシトシン」の分泌なのです。

本文でもわかりやすく解説していただきましたが、「オキシトシンの分泌によって『愛』が生まれる」といっても過言ではなく、オキシトシンは、インスリンと同じく副交感神経優位のときに分泌される、数少ないホルモンの一つとなっています。

つまり、慈愛に満ちた母親の愛情を受けている赤ん坊のように、自分と他者の区別のない自他融合の愛の世界が実現しているときに、大量に分泌されるのです。

徳先生は、この医学的事実に着目し、伝統的な鍼灸治療や呼吸法、さらには瞑想やヨーガまでをも取り入れて、オキシトシンが分泌されやすくするストレスの少ない状況を患者自らが生み出すことで、治療効果を飛躍的に高めてきました。

ですから、それまで知られていなかったやり方でオキシトシン分泌を促すことができるとわかったときには、それが社会常識からかなり逸脱したものであっても、どんどんと利用していくことになります。

たとえ、世の中の大多数から批判されようと、長年にわたって培《つちか》われてきたご自身による確固たる研究成果を基にして大胆な動きに出るという点は、この僕と完全に同じであり、まさにその一点を共有した者同士の今回の対談は、最初から最後まで完璧に響き合うものになりました。

それは、対談後の雑談や会食のときも例外ではなく、たまたま2回目の対談収録の後に僕がお披露目した最近のおもしろい個人的な実験結果について、徳先生はすぐに食いついてこられたのです。

「それは、おもしろい！　ぜひともうちの患者さんたちにも応用させていただいて、『オキシトシン・バロメーター』として広めていきましょう‼」

それは、本文でも少しふれましたが、次のような実験でした。

常識的には血液中の血糖値というと、外部から摂取した飲食物に含まれる糖質や炭水化物の分量によって大きく変動するのですが、特に摂取直後に急激な増加が見られる場合には、インスリンの分泌が滞っている生活習慣病にかかっていると診断する材料となっています。

ところが、いわゆる超能力者や霊能力者、あるいは「合気《あいき》」と呼ばれる日本武術の最終奥義を身につけている武道家などの場合、外部からの飲食物摂取なしに血糖値が急激に変動することがあります。

このとき、脳神経組織の特定の場所を極端に活性化させることで、特異能力を実現させるのだとする仮説に立てば、活性化の引き金の役割をするのが血糖値の急激な変化ではないかと考えられます。

この事実を科学的に解明しようとしていた僕は、自ら実験台としての被験者になることを提案し、皮膚の下にマイクロチップを埋め込んで、常時リアルタイムに血糖値を記録できるようにしてもらっていました。武術の最終奥義「合気」の技を駆使しているときの、血糖値変化を測定するためです。

こうしてわかったのは、同じように不思議現象のように映る「合気」の技を、攻撃してくる相手にかける場合であっても、合気道の源流である大東流合気武術中興の祖・武田惣角《そうかく》の「合気」を発動させるときには血糖値の急上昇が生じ、大東流宗範・佐川幸義《ゆきよし》先生や合気道開祖・植芝盛平翁の「合気」を操るときには血糖値が急降下するということ。

超能力者や霊能力者がそれぞれの力を発揮するときには、必ずといっていいほど甘い飲食物の大量摂取があるということはよく知られているため、明らかに血糖値を人為的に急上昇させていることがわかります。

そのため、武田惣角の「合気」は超能力や霊能力と同根で、脳神経組織の一部を極端に活性化させることで、普通では生じない不思議現象を引き起こしていると推測できるわけです。

専門用語で表現するなら、交感神経を最大限に働かせることで実現していることになります。逆に、佐川幸義先生や植芝盛平翁の「合気」は、武田惣角の「合気」とはまったく正反対のメカニズムで生じていて、晩年の盛平翁が伝えた「合気は愛じゃ」の標語の如く、「愛」と「調和」に満ちた内面が達成された副交感神経優位の状態で、初めて可能になるのです。

そして、そのとき血液中の血糖値は、急降下を示しました！

そんな、できたてほやほやの実験結果について、僕がいささか自慢げにお話しした直後のことです。徳先生が大声を上げたのは！

「なるほど、副交感神経優位になれば『愛』のホルモンであるオキシトシンが分泌されるが、このときインスリンも出てくるために血糖値の降下が見られるというわけか！

ということは、このマイクロチップによってリアルタイムに測定される血糖値をオキシトシン・バロメーターとして使えるということになりますね‼

これは、画期的だ！

これまでは、オキシトシンの分泌を確認するためには唾液採取による検査か採血による血液検査に頼っていたため、リアルタイムでの連続測定は不可能でしたが、マイクロチップが血糖値を測定することで、それが間接的に可能になります！

これならオキシトシン分泌を定量的に常時計測することができ、ご自分がちゃんと『愛』にあふれた状態になっているか否かを患者さんご自身でチェックできます。

こんな便利な『愛』のバロメーターがあれば、すぐに『愛』に充ち満ちた世の中になりますよ！」

そう、やはり高橋徳先生は、ホンモノの「愛の戦士」だったのです！

令和2年5月14日

保江邦夫

編集後記

明窓出版編集部　麻木里奈

新型コロナウイルスでテレワークが推奨され、自粛モードで他者との外食なども難しくなっている今、家族で過ごす時間がとても増えていると思います。

私自身は独身なので1人で家にいるのも気楽なものですが、既婚者の友人女性たちの日常は、かなりストレスフルになっているようです。

ラインのやりとりでも、

「お昼も食べるんだよ～（ムンクの叫び風の絵文字）」

「だよね～（泣）」

「1日3食いっしょとか、定年後の予行演習みたい（号泣の絵文字）」

そして、壁に向かって1人、膝を抱えて泣いているとか、パンダが真っ青になっているようなスタンプが並びます。

主婦のみなさんにとっては、特に食事作りが負担増になっているようですね。

私が脳天気に、

「こういうときにいっしょにいられるのは、お互いの信頼関係あってこそだし、愛情も深まるんじゃない？」

というと、同僚からは、

「そんなポジティブにとらえられればいいけどね。世間ではコロナ離婚がすでに始まっているよ」という厳しいお答え。


夫婦に限らず、おつきあいしている方との関係が、すでに倦怠期を迎えている、あるいはもうその峠を越したというみなさん。

パートナーと付き合い始めた頃のあのワクワクや、いっしょにいられるだけで幸せというあの感覚はもう、戻ってこないのでしょうか？

もはや会話すらもなく、いっしょにいてもちっとも楽しくない、そんな関係でしたら、ちょっと寂しいですよね。


ただ、あの頃の幸福感や、愛があふれるような充実感を、漠然とでも思い出すことはできるはずです。その感覚をもって、ご家族、特にパートナーに接してみてください。

オキシトシンは枯渇することはありませんから、お互いの思いやり、愛情で、またあらたに分泌されてきます。

すでにセックスレスな関係であっても、リラックスタイムにふいに後ろから抱きついてみたり、隣に座ったときに足に触れてみたりと、軽くスキンシップをされるとよいのではないでしょうか。

ちなみに、先生方のお勧めは、女性は男性に、穿《は》いているストッキングを破らせてあげると、テンションブチ上げにさせるそうです（笑）。

せっかく今生で結ばれたのですから、本書を読んでいただいたことをきっかけに、愛のオキシトシンをあらためて、お互いに増やしあってみてください。

もちろん、男女間のみならず、お友達やご両親、お子さん、ペットにも、これまで以上にたっぷりと愛を注いでください。

オキシトシンを意識するようになってからの変化がありましたら、情報などもお寄せいただけますと嬉しいです。徳先生、保江先生にもお伝えして、今後の参考としていただきます。

オキシトシンパワーで、これからの世界がよりラブフルに、よりハッピーになることを願っています。

薬《くすり》もサプリも、もう要《い》らない！
最強免疫力《さいきょうめんえきりょく》の愛情《あいじょう》ホルモン
「オキシトシン」は自分《じぶん》で増《ふ》やせる！！

高橋《たかはし》 徳《とく》　保江邦夫《やすえくにお》

明窓出版

令和二年六月十五日　初刷発行
令和四年四月一日　二刷発行

発行者――麻生 真澄
発行所――明窓出版株式会社
〒一六四―〇〇一二
東京都中野区本町六―二七―一三
電話（〇三）三三八〇―八三〇三
FAX（〇三）三三八〇―六四二四

印刷所――中央精版印刷株式会社

ISBN978-4-89634-419-6

著者プロフィール

高橋　徳（たかはし　とく）

1950年、岐阜県生まれ。医学博士。統合医療クリニック徳院長。日本健康創造研究会（JHC）会長。オキシトシン研究の第一人者。神戸大学医学部卒業後、1977年〜1988年、兵庫医大第2外科研修医・助手を経て1988年に渡米。1988年〜2000年、ミシガン大学ポスドク・助手、2000年〜2007年、デューク大学外科准教授・教授、2008年〜2018年、ウイスコンシン医科大学外科教授、2018年〜ウイスコンシン医科大学名誉教授。現在は、自身のクリニックにて東洋医学と西洋医学の双方からこころとからだを同時にケアする統合医療を提供。

著書に、『人は愛することで健康になれる』（知道出版）『自律神経を整えてストレスをなくす オキシトシン健康法』（アスコム）、『人のために祈ると超健康になる!』『8つのツボで 30の病気を治す本 Kindle版』『薬に頼らないうつ消し呼吸』（共にマキノ出版）、『永遠の命を手に入れる方法』（夢叶舎）『ワクチン SOS!』（ヒカルランド）、『コロナワクチンの恐ろしさ』（成甲書房）、『1日 1分押すだけ!　医師が考案したくすりツボ』（かんき出版）などがある。

保江　邦夫（やすえ　くにお）

岡山県生まれ。理学博士。専門は理論物理学・量子力学・脳科学。ノートルダム清心女子大学名誉教授。湯川秀樹博士による素領域理論の継承者であり、量子脳理論の治部・保江アプローチ（英：Quantum Brain Dynamics）の開拓者。少林寺拳法武道専門学校元講師。冠光寺眞法・冠光寺流柔術創師・主宰。大東流合気武術宗範佐川幸義先生直門。特徴的な文体を持ち、70 冊以上の著書を上梓。

最近の著書としては、『胎内記憶と量子脳理論でわかった！『光のベール』をまとった天才児をつくる たった一つの美習慣』（池川 明氏との共著）、『完訳 カタカムナ』（天野成美著・保江邦夫監修）、『マジカルヒプノティスト スプーンはなぜ曲がるのか？』（Birdie 氏との共著）、『宇宙を味方につける こころの神秘と量子のちから』（はせくらみゆき氏との共著）、『ここまでわかった催眠の世界』（萩原優氏との共著）、『神さまにゾッコン愛される　夢中人の教え』（山崎拓巳氏との共著）、『歓びの今を生きる 医学、物理学、霊学から観た 魂の来しかた行くすえ』（矢作直樹氏、はせくらみゆき氏との共著）、『人間と「空間」をつなぐ透明ないのち　人生を自在にあやつれる唯心論物理学入門』（すべて明窓出版）、『東京に北斗七星の結界を張らせていただきました』（青林堂）など、多数。

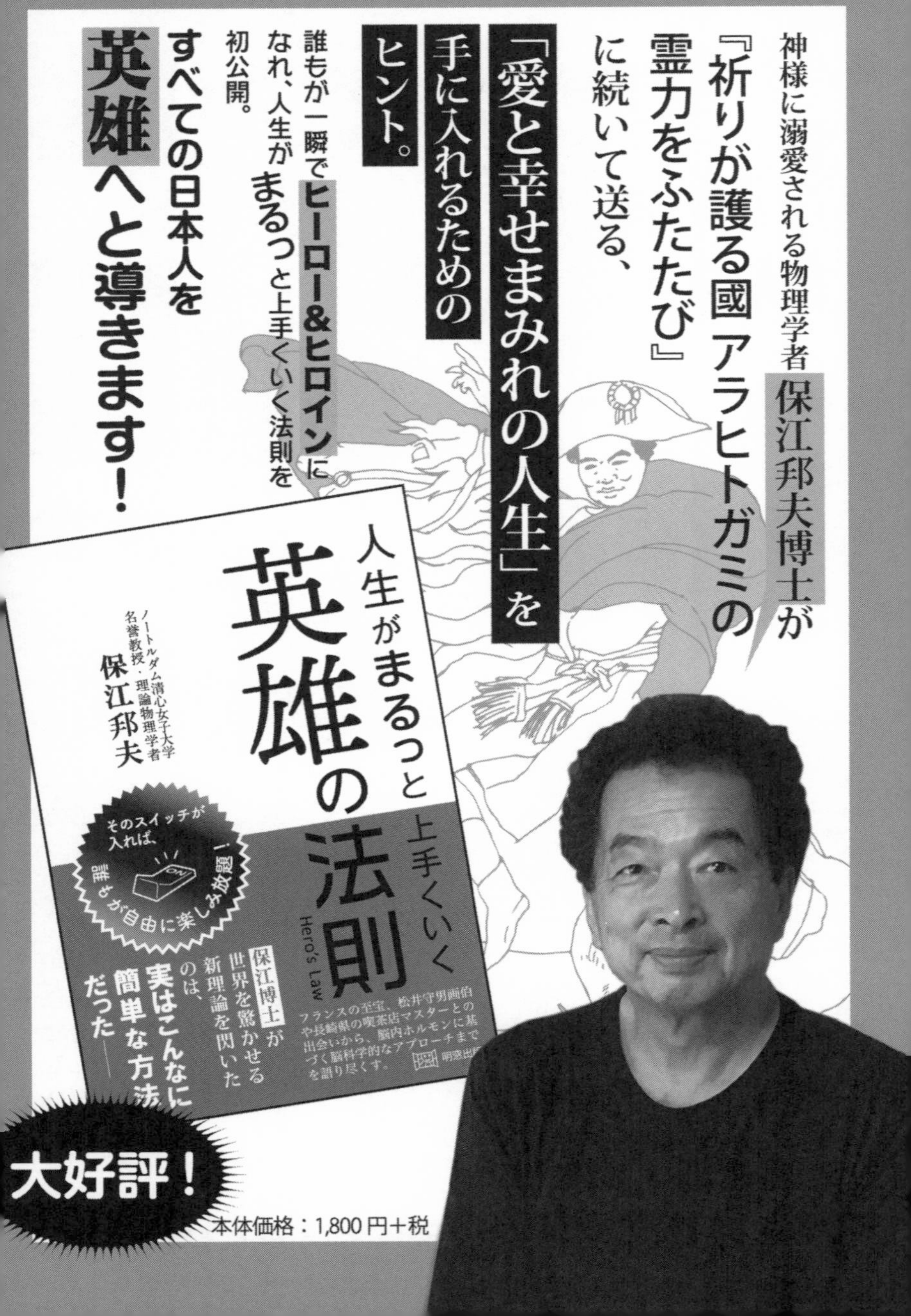
神様に溺愛される物理学者
保江邦夫博士が
『祈りが護る國 アラヒトガミの
霊力をふたたび』
に続いて送る、
「愛と幸せまみれの人生」を
手に入れるための
ヒント。
誰もが一瞬でヒーロー&ヒロインに
なれ、人生がまるっと上手くいく法則を
初公開。
すべての日本人を
英雄へと導きます！
人生がまるっと上手くいく
英雄の法則
Hero's Law
ノートルダム清心女子大学
名誉教授・理論物理学者
保江邦夫
そのスイッチが入れば、
誰もが自由に楽しみ放題！
保江博士が
世界を驚かせる
新理論を閃いた
のは、
実はこんなに
簡単な方法
だった——
フランスの至宝、松井守男画伯や長崎県の喫茶店マスターとの出会いから、脳内ホルモンに基づく脳科学的なアプローチまでを語り尽くす。
明窓出版
大好評！
本体価格：1,800円＋税

浅川嘉富・保江邦夫 令和弐年天命会談
金龍様最後の御神託と宇宙艦隊司令官
アシュターの緊急指令

本体価格　1,800 円＋税

令和弐年、金龍様から最後の御神託が下る

目前にせまった魂の消滅と地球の悲劇を回避できる、金龍様からの最後の御神託とはどのようなものなのか…?!　金龍と宇宙艦隊司令官を交えて行われた、人智を凌駕する緊急会談を完全収録！

「神様はリセットボタンを押したがっている」

自身の精神と肉体を極限にまで酷使して世界中の秘蹟を探検、全身全霊を傾けてその解明に邁進してきた

龍蛇族研究の第一人者

浅川嘉富氏

×

保江邦夫氏

異能の物理学者

湯川秀樹博士の最後の弟子にして、伯家神道の祝之神事を授かった

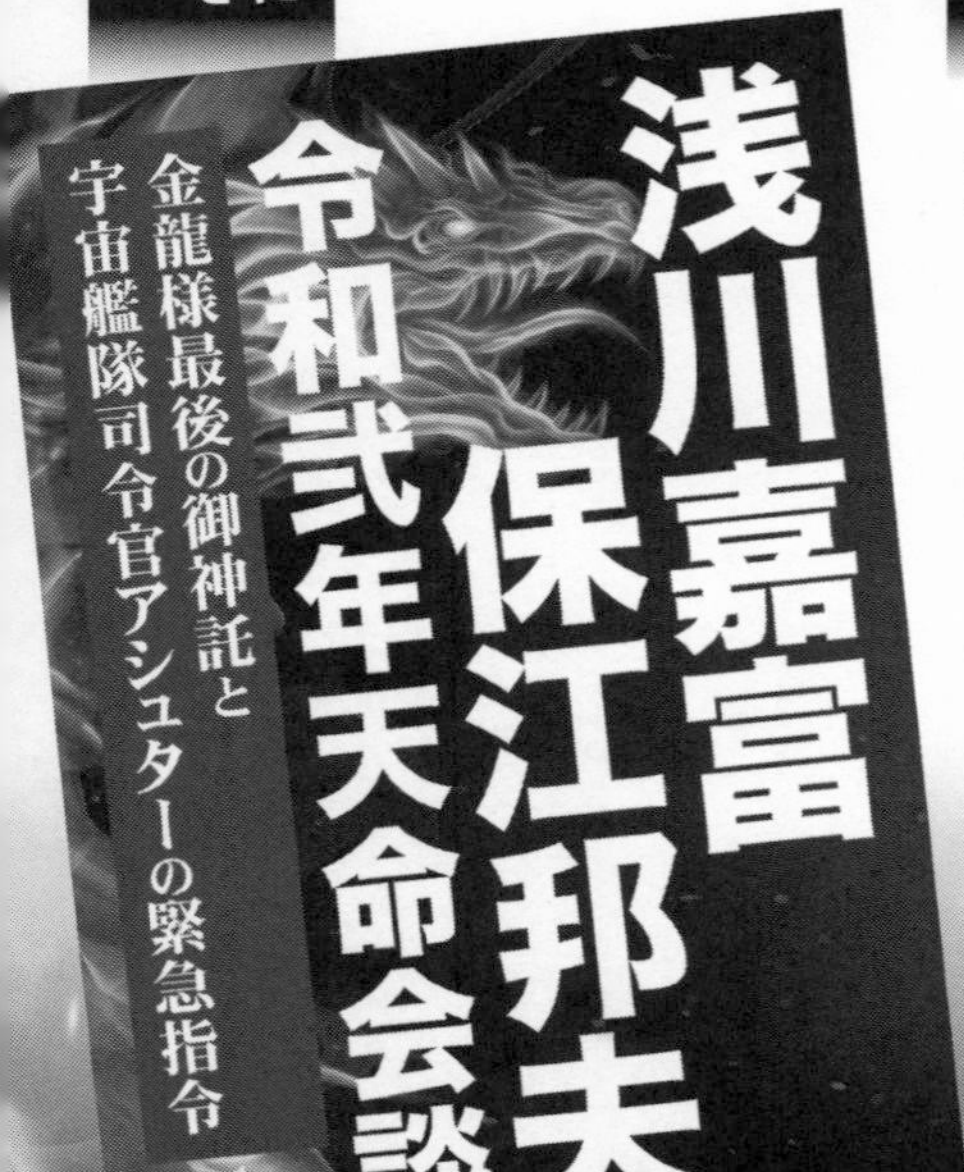

神々のヒーリングチームプロジェクト始動!!

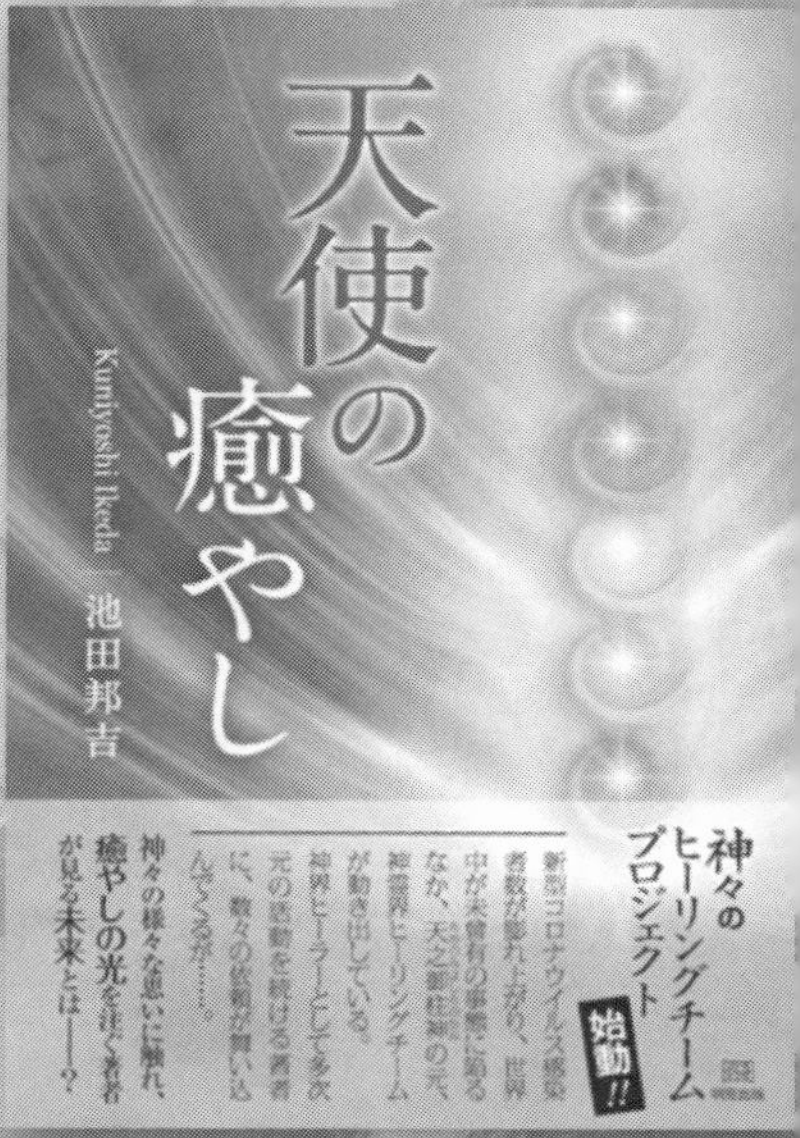

新型コロナウイルス感染者数が膨れ上がり、世界中が未曾有の事態に陥るなか、天之御柱神の元、神霊界ヒーリングチームが動き出している。
神界ヒーラーとして多次元の活動を続ける著者に、数々の依頼が舞い込んでくるが……。

神々の様々な思いに触れ、癒やしの光を注ぐ著者が見る未来とは――?

天使の癒やし　池田 邦吉 著
本体価格：1,600 円＋税

抜粋コンテンツ

- 神々によるコロナ対策
- 神霊界のヒーラーは、傷んだ脳細胞を正常にできる
- 「地球次元適応障害」とは?
- 幽体離脱した魂がおこなうナイト・ヒーリング
- 21日間のコロナ患者ヒーリングプロジェクトとは?
- ヒーリングには親神様の許可が必要
- 芸能人にはETの魂を持つ人が多い
- 地球の波動上昇に合う生き方をしないと体に支障が出る
- 神界と現界とに重大事件を起こした八大龍王
- 自閉症のヒーリング
- 近年の神界では、ベテランの魂が不足している
- 日本には、ティアウーバ星人の魂を持っている人が多い
- 高度な文明を持っているクラリオン星人の魂とは?
- 神界ヒーラー候補を養成
- 天照皇大御神が創った分神
- 27人目の神界ヒーラー「新潟日子命」
- 日本人には約1500万人ほどETの魂を持つ人がいる
- 福沢諭吉の魂は国之水分神の分神

温泉風水開運法

誰もが知りたい開運講座

光悠　白峰

本体価格
1,000 円＋税

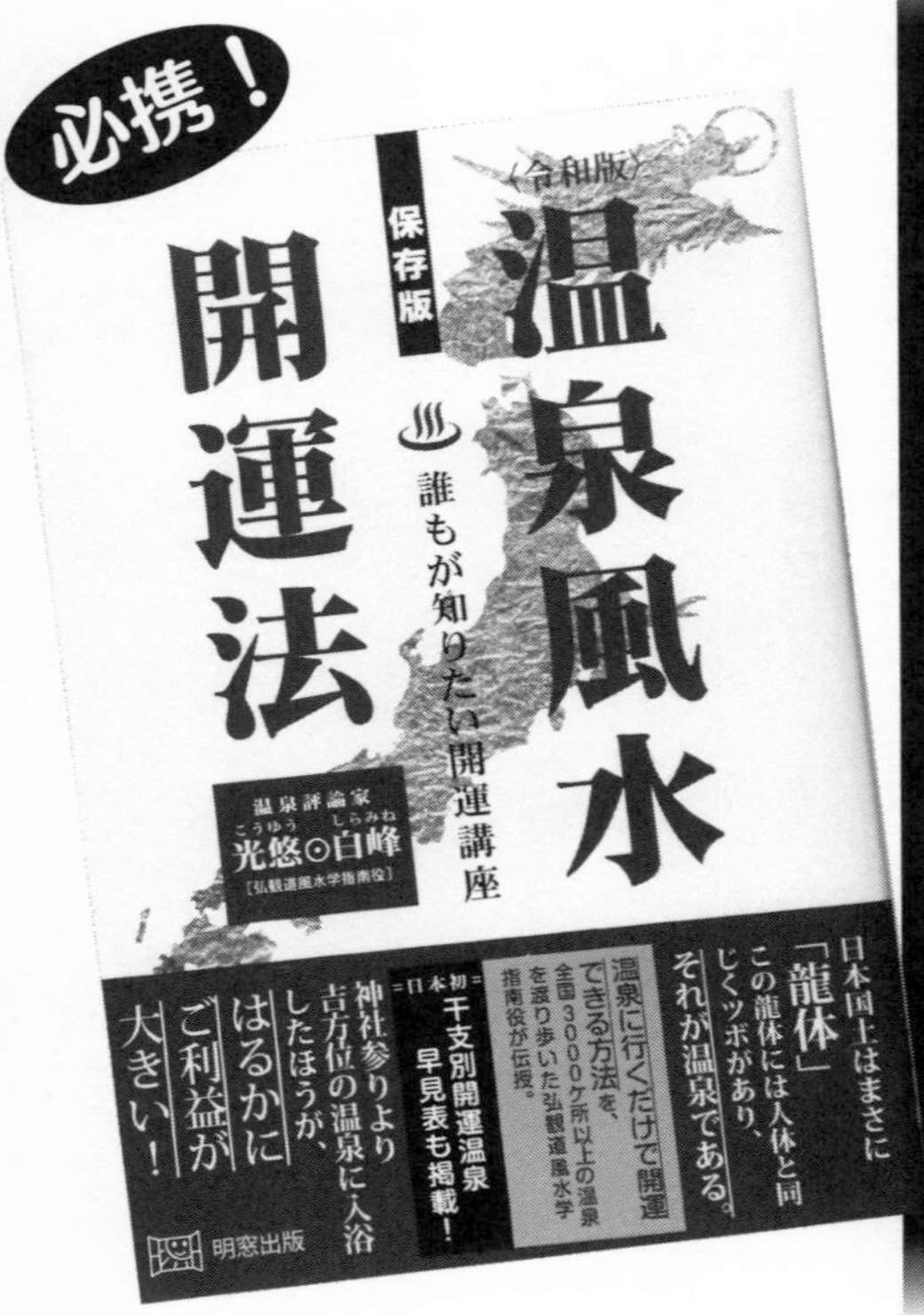

神社参拝より遥かに大きなご利益を得られる、風水による開運温泉ガイド［令和改訂版］

風水的にも環境地理学的にも、世界でこの日本列島だけの特長があります。それは、日本国土は真に《龍体》だということ。この龍体には人体と同じくツボがあり、それこそが温泉なのです。
全国 3000 ケ所以上の温泉を渡り歩いた弘観道風水学指南役・光悠白峰氏が、温泉へ行くだけで開運できる方法を伝授。
誰もが運を拓ける温泉の選び方のすべてを本邦初公開！これまでとは一線を画した、令和時代の新しい《開運別温泉ガイド》。

生まれた干支によって、今年行くべき温泉がひと目で分かる「干支別開運温泉早見表」も巻末付録になっています。

(※本書は 2006 年に出版された『温泉風水開運法』の改訂版です)